12人のクライエントが教えてくれる

作業療法

をするうえで大切なこと

准教授　齋藤佑樹　著
仙台青葉学院短期大学

三輪書店

序

本書は、2018年4月～2019年3月まで「作業療法ジャーナル誌」に連載されたコラム「ひとをおもう」の内容に加筆を行い、書籍化したものである。

作業療法士は養成校で基本的な知識を学び、臨床家としてのキャリアをスタートする。しかしながら、養成校で学ぶ内容はあくまでも作業療法士としてスタートラインに立つための最低限の知識であり、臨床に出てから学ぶことのほうがはるかに多いのが実情である。職場の先輩から教わる知識、文献から学ぶ知識、研修会で学ぶ知識…作業療法士は日々さまざまな学びを得ながらゆっくりと成長していく。

その中でもクライエントとの相互交流を通しての学びは、何物にも代えがたい貴重なものであろう。書籍化にあたり、いくつかのタイトルが候補としてあがったが、最終的に『12人のクライエントが教えてくれる作業療法をするうえで大切なこと』に決めたのもそのためである。

本書には、私や同僚が過去に経験したクライエントとのエピソードをコラムとして掲載するとともに、解説として、一つひとつのエピソードを通して得た気づきや学びについて説明している。

クライエントとの相互交流の中でもたらされる経験は、ともすれば何気ない日常の1場面として流れていく。しかしながら、そこにはセラピストを成長させてくれるヒントがたくさん含まれている。本書が読者のみなさんの臨床的思考の成熟に寄与する一材料になることを願っている。

コラムおよび本書をまとめるにあたり、元同僚の諸氏にはたくさんの助言をいただいた。また、コラムを担当してくださった三輪書店の高野裕紀氏、森山亮氏、本書の編集を担当してくださった佐々木理智氏にはひとかたならぬご指導をいただいた。この場を借りて深謝したい。

齋藤佑樹

1 世界を想像する

Keyword

・経験している世界はみな異なる
・文脈によって異なる役割を担っている
・文化や年代が思考や価値観に影響する
・常にクライエントの主観的世界に関心をもつ

世界を想像する

利用者全員の入浴が終わった15時。その日のおやつはコウゾウさんが配ってくれた抹茶ケーキと、ウメさんが注いでくれた麦茶でした。介護員さんは慣れた手つきで洗濯物をバスタオルにくるみ、連絡ノートと一緒にナイロンバッグにまとめ、帰りの準備をしています。5分程まえに所長が車の鍵を持って出ていったので、そろそろ送迎バスが施設の入り口に横付けされる時間です。通所リハの夕方はいつもバタバタと職員が動き回り忙しそうです。

いつも、誰よりも早く帰り支度をするセツさんの姿が見えませんでした。「もしかしてトイレで転倒しているのでは……」不安がよぎった私は、足早にトイレに向かいました。トイレの前までくると、洗面台で手を洗うセツさんの姿が見えました。ほっとした私が「セツさん、そろそろ帰る時間ですから一緒に戻りましょうか」と声をかけると、「すぐに行きますから先に戻ってください」と素っ気ない返事……。私は、便が手に付着する等、他人に知られたくないことが起きてしまったのではと思い、セツさんの自尊心を傷つけないよう、一度トイレから離れました。しかしさらに数分が経過してもセツさんが出てきません。気になった私はもう一度トイレに向かい、セツさんに話しかけました。「セツさん、おせっかいのようで恐縮ですが、もしかして何か困っているのではないですか？　もしそうでしたら僕にこっそり教えてくれませんか？　力になれるかもしれません」、「……これが落ちないんです」セツさんはピンク色のマニキュアを何度も流水の下でこすっていました。

午前中に行う集団活動。今日は女性の利用者11名で化粧をしました。普段化粧をしない利用者さんたちは、職員に手伝ってもらいながらファンデーションや口紅、マニキュアをして、恥ずかしそうに、でも嬉しそうな笑顔で日中を過ごしていたのでした。しかし今のセツさんはとても焦った表情で指先を何度もこすっています。「セツさん、マニキュアとても綺麗ですが、落としてしまうんですか？」私が尋ねると、「こんなもの嫁に見られたら何を言われるかわからない」とのこと。詳しく話を聴くと、息子も嫁も働いているのに、自分だけ外で遊んでいると思われたくないとのことでした。

セツさんは92歳、戦争で夫を亡くし、姑と同居しながら子ども5人を育てあげました。「嫁のころは朝4時から夜10時まで働きっぱなしだった」「子どもを産んだ翌日から働かされていた」がセツさんの口癖です。おそらく家族はセツさんが化粧をしたことを否定的に捉えたりなんてしないはずです。しかしセツさん本人にとっては、長い人生の中で築かれた価値観や、普段の家族に対する態度に矛盾することに他ならなかったのでしょう。

セツさんが気にしないよう、こっそりと介護員さんと話し合い、連絡ノートの内容を書き換えてもらいました。その後、除光液でマニキュアを落としながら、マニキュアを落としたことは他の職員には言わないことも約束しました。セツさんは安堵した表情で、送迎車に乗り込みました。職員数名が手を振って送迎車を送り出します。まるで何事もなかったかのような、いつもの景色がそこにはありました。

医療・保健・福祉の領域で働く私たちは、いつも対象者の利益を考え、対象者に提供する言葉やサービスの内容を選択しています。多くの場合、それは実際に対象者の利益となっているのでしょう。しかしながら、人はそれぞれ育った時代、育った場所、一緒に過ごした人、他者と共有してきた信念、価値観が異なります。私たちが対象者の利益を考え、選択し、提供したサービスが、実は対象者を苦しめてしまうこともあります。そしてそれは、対象者の遠慮や社会性によって表面化しないことも多いのです。だからこそ私たちは、対象者の生まれ育った時代や地域の文化について学び、それらの知識を土台に、対象者の世界を想像しながら言葉やサービスを選択することが求められます。

Keyword
・経験している世界はみな異なる
・文脈によって異なる役割を担っている
・文化や年代が思考や価値観に影響する
・常にクライエントの主観的世界に関心をもつ

経験している世界はみな異なる

私たちは主観的世界を生きています。同じ対象を観ても、その対象をどのように捉えるのかは人それぞれ異なります。同じ名前の作業を行っても、その作業にどのような意味や価値を見いだし、どのような感情や思考が立ち現れるのかもそれぞれです。

医療・保健・福祉の領域はクライエントの属性が非常に多様です。年齢、生まれ育った地域、地域特有の文化、家族構成、家族との関係、過去の作業歴、経済状況…そこに種々の疾病や障害、後遺障害が加わります。さまざまな感情や価値観が交錯する環境に私たちは身をおいています。

あらためて考えてみると、社会に出るまでに私たちが所属した環境の多くは、非常に類似した属性の人たちの集合であったことがわかります。私たちは同じ地域に居住する近しい年齢の仲間と一緒に、同じ目標に向かい、勉強や部活動などに励んできました。もちろん同じような属性を有していても、人はそれぞれに独立した存在です。全く同じ人は1人としていません。しかしクライエントが所属する環境と比較すれば、間違いなく多くの類似点が存在していたでしょう。

人は事前に把握している相手に関する情報に加え、性格や価値観、思考、感情などを、言語的・非言語的な相互交流の中で推測しながら他者と関わります。今回のコラムに登場したセツさんのように、生まれ育った地域や年代などが、自分とは全く異なる属性の持ち主であるならば、その推察はより慎重さや丁寧さが求められます。私たちがクライエントと関わるときには、自分の思考や価値観を基盤とした推察ではなく、クライエントの主観的な世界を想像する力が求められるのです。

文脈によって異なる役割を担っている

クライエントの主観的世界を想像することに加え、クライエントがどのような文脈でどのような役割を担っているのかを考えることも大切です。

自宅では一家の主であるクライエントも、病院や施設では職員に従順さを求められたり、集団行動を求められたりと、自宅とは全く異なる役割を求められる場合もあります。どんな人であっても、複数の文脈の中でさまざまな役割を担います。環境が変われば異なる役割を担うことになるのは当然であり、それ自体に全く問題はありません。しかしその役割を異なる文脈に持ち込むと、それまでは存在しなかった問題が生じることがあります。

今回のコラムに登場したセツさんがそうであったように、通所リハでは周囲のメンバーと一緒にマニキュアを塗る作業を楽しむことができたとしても、その作業役割の痕跡を自宅に持ち込むことは、耐え難い場合もあるのです。

私も自宅で家族と過ごす場合、職場で仕事に従事する場合、気心の知れた仲間と過ごす場合など、さまざまな文脈で複数の役割を担っています。自宅では夫や父親という役割、職場では生産者という役割、仲間と一緒の時間は友人という役割があります。これらの役割はあくまでも特定の文脈に従属しており、役割が異なる文脈にまたがることはありません。私たちは自分自身で作業を選択し、その作業遂行が自立しているので、文脈と役割の不一致が起こることがないのです。しかしセツさんのように、作業の遂行に何らかの他者の支援が必要なクライエントの場合はそれが起こり得ます。

私たちは、クライエントの役割が成立する文脈的な条件を十分に考慮し、文脈と役割の不一致が生じないよう関わることが大切です。そのために私たちは、クライエントに関するさまざまな情報や、クライエントの住み慣れた地域や、育った時代背景を基盤とした思考や価値観の傾向などを統合しながら、クライエントの主観的世界を想像し続けることが大切です。

文化や年代が思考や価値観に影響する

クライエントの主観的世界を想像しながらあらゆる介入を考え実施するため

には、クライエントの声を聴き、行動をよく観察することが大切です。加えて、クライエントが生活してきた地域の文化的な背景について知ることも大切です。文化という言葉を聞くと、特殊な風習や身なりなどを想像する人が多いかもしれません。また、日本のような島国では、日常生活の中で文化の違いを意識するような機会はあまりないかもしれません。しかしながら、文化とは地域で長い年月をかけて培われた風習、伝統、思考の傾向、共通の信念や価値観などを包括する概念であり、表面的には差を感じなくても、それぞれの地域で何らかの文化的特性をもっています。そしてそれは、確実にその地域で暮らしてきたクライエントの思考や価値観に影響を与えているのです。

さらに、思考や価値観は文化的な地域特性によってだけでなく、生まれ育った年代によってもその傾向が異なります。特に現在、作業療法の主な対象となる高齢者世代と若いセラピストでは、育った環境が著しく異なります。戦争を経験し、無情な経験が日常に溢れる中で、貧しさの底から高度成長とともに人生を歩んできた世代と、生まれたときから高度な工業製品に囲まれ、あらゆるリスクを排除しようとする社会の中で育った世代ではその差は顕著でしょう。自分がこれまでに培った思考や価値観だけでクライエントの心理状態を捉えることは難しいのです。

中堅の頃、こんなエピソードがありました。それは、私の娘が生まれた数日後の話です。私はそのときに担当していたクライエントのAさん（80代女性）に娘の誕生を報告しました。「それはよかったね～」Aさんはニコニコしながら娘の誕生を喜んでくれました。しかし次の瞬間、Aさんは私が全く予想していなかった言葉を私に投げかけました。「赤子はすぐに死ぬから子どもはたくさんつくりなさいよ」私は正直返す言葉に困り、苦笑いしかできませんでした。いつも穏やかなAさんが心ない発言をしたことに大きなショックを受けたのでした。

しかし後日、Aさんの生活歴や生きてきた時代を踏まえ、あらためてあの発言を反芻すると、それは全く違う聞こえ方になりました。Aさんの世代は、夫が徴兵された時代です。子育てに奮闘した時期は日本が最も貧しく、幼くして命を落とす子どもも少なくなかったことでしょう。現在では確率的にきわめて稀な出来事が、今よりも日常的に起きていたことは容易に想像できます。自分でコントロールすることができない出来事が日常的に起こる日々の中で、おそらくＡさんをはじめとする当時の人たちは、自分自身の存在やあらゆる経験を、若い世代の人たちよりもずっと俯瞰的に、まるで絶え間なく流れる大河の一滴のような感覚で捉えていたのではないでしょうか。そんなことを考えたとき、Ａさんの発言は、全く違う感覚質を帯びた言葉として私の中で再認識されたのです。

クライエントの思考や価値観を正確に捉えることは不可能かもしれません。しかし推察の精度を高めることはできます。作業療法士は、日々の臨床の中でクライエントのさまざまなエピソードにふれると思います。その際、エピソードを共有するだけでなく、そのときの気持ちや感想などを一緒に共有することで、少しずつ、その地域や年代の人たちの思考や価値観の傾向を知ることができるかもしれません。

常にクライエントの主観的世界に関心をもつ

就職してまだ間もない頃の忘れられない思い出があります。私は週２回、長期療養病棟に入院しているクライエント約20名を対象に、40分間のレクリエーションを提供する役割を担っていました。「今日はリーチ動作や左右への注意にはたらきかけるために輪投げリレーをしよう」「前回は身体活動を行ったから、今回は認知機能にはたらきかけるために語想起ゲームをしよう」クライエントの身体機能や認知機能に関する評価結果を概観しながら、より多くのクライエントが参加できるプログラムを自分なりに考え提供していたのです。

私はこのプログラム作成があまり得意ではありませんでした。毎回違うプログラムを提供したいと思っても、似たようなアイデアばかりが頭をめぐりました。また、その場が盛り上がるプログラムを提供したいと思っても、長期療養病棟のクライエントは活動性が低い方が多く、いつもレクリエーション中は会話が盛り上がることもなく淡々と時間が進みました。私は毎週２回やってくる40分間に、恐怖心にも似た感覚を抱いていました。レクリエーション関連の書籍や介護関係の雑誌を参考にしながら、いつもプログラム作成に頭を悩ませていたのです。

ある日、私は科長に相談しました。バリエーション豊かにさまざまなプログラムを提供できるようになりたい。皆で盛り上がることができるプログラムを提供したい。でも今の自分はそれができていない。私はそのときの気持ちを正直に伝えました。おそらく私は、科長に相談すればきっとプログラムを考えるコツを教えてくれるのではないか、そんな淡い期待を抱いていたのでしょう。しかし科長から返ってきた言葉は、私が期待したそれとは全く異なるものでした。

「患者さんたちは毎回違うレクをしたいの？　あなたが毎回違うことをしたいの？　患者さんたちはワイワイ盛り上がりたいと思ってるの？　あなたが場を盛り上げたいの？」科長は静かに優しい表情でゆっくりと私に問いかけました。その瞬間、私はハッとしました。それまでの私は、自分の価値観の中でしかプログラムを考えていなかったことに気づいたのです。毎回異なるプログラムを提供することが望ましいこと。活発な雰囲気の中で、皆がワイワイとプログラムに取り組むことが望ましいこと、これらは私の勝手な思い込みでした。プログラムを毎回変更することで、クライエントは余計に混乱していたかもしれません。表面的にはあまり盛り上がりのない場であっても、クライエントにとっては、居室で天井ばかり見ている日常から脱する貴重な時間だったのかもしれません。クライエントのことを考えていると思いながら、実は私の関心は、自分がレクリエーションをうまく提供できるかどうかに向いていたのでした。

実際にクライエントがどのように感じていたのか、それを正確に把握することは不可能かもしれませんが、プログラムを提供する側が、いろいろな可能性を考え、配慮をすることはできます。クライエントの主観的世界を想像しながら、あらゆる相互交流を考え調整する。それを学ぶ貴重な機会になりました。

その日から私はプログラムの作り方や内容を大きく変更しました。まずは毎回プログラムを変更することをやめ、同じ内容を数回繰り返すことで、クライエントが未知の内容に対して身構えることなく参加できるようにしました。プログラムの内容も、季節を感じる話題や住み慣れた地域に関する話題をより多く取り入れたり、過去の作業歴を賞賛しあう時間を取り入れるなど、今まで以上に情動にはたらきかける内容を重視するようになりました。また、周囲に対する遠慮、自己効力感、自己顕示欲の程度を踏まえながら、個別のコミュニケーションについても、より配慮をするようになりました。

2 循環を支援する

Keyword

- 相対性と折り合いをつけながら生きる
- 作業の視点で現実的な障害受容の形を考える
- すべてがクライエントの大切な経験
- “する”に直接介入できることの強みを活かす

循環を支援する

マモルさんは、定年退職直後に脳卒中を発症しました。重度の片麻痺を抱えながら生きていく、これから始まる日々に悲観し、回復期リハ病棟入院後、最初の１カ月間は、ほぼすべてのリハを拒否し、毎日ほとんどの時間をベッドの上で過ごしていました。私はマモルさんのADL能力が少しでも向上するよう、根気強く丁寧なかかわりを続けました。最初は悲観してばかりだったマモルさんも、FIMの改善に比例して少しずつ前向きな気持ちを取り戻し、約４カ月後、いよいよ退院の日を迎えました。

「最初はもう俺の人生なんてどうなってもいいって思っていた。でもリハビリを毎日続ける中で、もう一度頑張ろうって思うことができた。ありがとな」とても清々しい表情で退院していくマモルさんを、病棟スタッフ全員で見送りました。

１週間後、初めての外来リハを終えたマモルさんが病棟に顔を出してくれました。私は嬉しくなり、急いで彼のもとへ駆け寄り話しかけました。しかしマモルさんは別人のように、とても暗い表情をしていました。私は心配になり、マモルさんを誰もいない食堂に案内して話を聞くことにしました。

「退院した次の日に、地元の同級生たちが快気祝いをしてくれたんだ。それはもちろん嬉しかった。でも五体満足じゃないのは俺だけなんだよ。そんなこと最初からわかってたのに……。やっと前向きに生きていけると思った矢先にもう一度海に突き落とされたような感じがしてさ……」その日から今日まで、食事とトイレ以外はほとんどの時間をベッドの中で過ごしていたとのことです。

屋内は独歩でADL自立。屋外歩行もT字杖で自立したマモルさん。一般的に回復期リハ病棟の成果としては“リハがうまくいった”クライエントです。しかしマモルさんはたった一度、友人たちと食事の席を囲んだだけで「海に突き落とされたような」落ち込みを経験し、不活発な生活に舞い戻ってしまいました。退院日の前向きな気持ちは、ほんの些細な環境の影響ですべてが無効になってしまうほどに脆いものでした。

すぐに私は外来担当スタッフと相談し、現在の生活の中で楽しみや生きがいをもって過ごすことができるよう、役割や余暇活動に焦点を当てた目標設定をしてもらいました。長年育ててきた盆栽の手入れをこれまでのように続けたいこと、退職後に妻の手伝いとして始めた食後の食器洗いを再開したいこと……マモルさんは外来リハの担当者と今後の生活について、あらためてじっくりと話し合い、自分らしい日々への復帰に向けた作業を始めました。

あれから 15 年。毎年マモルさんは年賀状で近況を報告してくれます。デイサービスを利用しながら、今でも趣味の盆栽を続け、妻の家事手伝いをしながら生活しています。

当時、まだ駆け出しだった私は、回復期ではまずしっかりと ADL 能力の向上を支援するべきであり、趣味や役割は地域に戻ってからゆっくりと取り戻していくべきだという固定観念をもっていました。しかし人の生活や満足度は、積み上げ式につくられるものではありません。私が「準備期間」だと思っていた回復期を過ごす時間も、対象者にとっては人生の大切な一場面です。どのような作業をどのように行うことが対象者の健康を促進するのかを対象者と一緒に模索すべき時期でした。

人は時間の流れの中でいつも作業をしています。作業を行うことで自分が何者かが決まり、作業を行うことで所属や役割が決まります。作業を行うことで未来の自分が想定されます。作業を通した循環の中、日々の課題を解決し、目標を達成しながら、他者との相対的な優劣等の価値判断を超えた自己肯定感がつくられ、更新されていきます。自分らしさがつくられていきます。

住み慣れた場所で、クライエントがそのような循環の中に身をおくことができるように、日々どのような経験を提供することができるのか。それは作業療法士にとって大きな関心事であり、あらゆる支援の前提であるべきことです。

Keyword

- 相対性と折り合いをつけながら生きる
- 作業の視点で現実的な障害受容の形を考える
- すべてがクライエントの大切な経験
- “する”に直接介入できることの強みを活かす

相対性と折り合いをつけながら生きる

背が高い人、足の早い人、暗記が得意な人、料理が上手な人、など人はそれぞれに固有の特性をもっています。身体的な特徴や能力など、一人として全く同じ特性をもつ人はいないでしょう。これら個人の特性に関心を寄せ、他者を羨ましく思った経験が誰にでもあると思います。特に若い頃に多いかもしれません。しかし、いつの日か、その思いは小さくなり、あの日の他者への関心が嘘のように、あたり前に日常が更新されていきます。

人は生まれてから数えきれないほどの作業を遂行しながら生活を営んでいます。大人になり、自分の存在証明となるような生産的作業を見つけ、生活者としても生産者としても習慣化する日々の中、人は開放系でありながらも、若き日に相対性を基盤とした価値観の中で揺らぎ続けた感情に折り合いをつけ、自己を定位していきます。

これらのプロセスは、単に時間がたくさん流れることでもたらされるものではありません。複数の環境に所属し、葛藤や意思決定を繰り返しながら、自己の所属する環境と結びつく作業役割を遂行し、習慣化する日々の中で培われていくものです。

作業の視点で現実的な障害受容の形を考える

私は毎年、大学１年生を対象とした作業療法概論の中で、「健康とはどういう状態だろうか？」と学生に問いかけます。学生たちは、「病気や怪我をしていない状態」といった考えを表出します。「では、障害を抱えながら暮らす人はみな不健康なのだろうか？」続けて質問すると、必ず「それは違うと思います」という答えが返ってきます。その理由を問いかけると、「自分のやりたいことを実現している人は健康だと思う」「社会の中で役割をもっている人は健康だと思う」などの理由が挙がります。「では、障害を抱えながらも、自分のやりたいことを実現し、社会的な役割をもっている人は、障害について悲観したり悩んだりすることはないのだろうか？」さらに学生に問いかけます。すると「どんな人でも悲観すると思います」などの答えが返ってきます。

あくまでもこの質疑応答の内容は学生の推測でしかありません。しかしすべての学生が、悲観したり悩んだりしながらも、自己実現を果たし、社会の中で役割を担う人は健康だというのです。まだ専門的な知識をほとんどもたない1年生の意見ですが、ここには大切な要素が含まれているように思います。

障害受容という言葉があります。脳卒中のような、本来誰も望まない大きなライフイベントを経験し障害を呈した人が、ショック期、否認期、混乱期など複数のステージを経て再び前を向いて歩きだす。誰もが学生の頃にそのプロセスについて学んだと思います。一方で、障害受容なんて決してできないという言葉もしばしば耳にします。人という存在はそんなに単純ではない。どんなに時間が経過しても、人は完全に障害を受け入れることはできないという考えです。

ここで、障害は受容できるのか？　それともできないのか？　という二者択一的な考えから一度離れてみます。今回のコラムに登場したマモルさんは、ADL 能力が向上し、一時は前向きに人生を再始動しようという気持ちになりましたが、退院し、環境が変化した瞬間に、その思いは揺らぎ崩れてしまいました。

入院中のマモルさんは、入院初期の介助量の多い状態からコツコツ努力を積み重ね、身の回りのことをすべて 1 人で遂行できるまでになりました。おそらくそのプロセスの中で、マモルさんは少しずつ自信を取り戻していったのだと思います。また、同じ境遇の人たちが多く入院する病棟という環境の中、順調に課題を解決しながら、入院生活を送る自分と他者との相対性の中で、優越感のような感情を覚えることもあったのかもしれません。しかし退院直後の“快気祝い”という場で、五体満足な仲間に囲まれる中、それまで自分のモチベーションの源泉だったものが崩れてしまいました。

人は環境との相互交流の中で、思い考え行動し続ける存在です。私たち作業療法士は、どうすればクライエントが揺らがない状況を支援できるのかということに関心をもつのではなく、日常の中でさまざまな揺らぎを経験しながらも、それらの感情にうまく折り合いをつけながら生活を継続できるよう支援することが大切です。それが現実的な障害受容の形なのだと思います。

さまざまなヒエラルキーが存在する社会で生活を営む以上、人の主観から、他者との相対性の中に価値を見いだす思考を完全に排除することは不可能かもしれません。学生たちも、自分がある日突然障害を抱えながら生活する立場になったら、すぐにあの日と同じ回答をしてくれるかどうかわかりません。しかしながら、相対的に価値があるかどうかではなく、絶対的価値観の中で、自己の作業遂行に対する満足度を高めていくことができれば、環境との相互交流の中で生じる揺らぎや葛藤に対して、それ自体をなくすことはできなくても、うまく折り合いをつけながら生活を継続することは可能だと思います。

そのためにも私たちは、他者の力を借りることなく生活を営むことができることばかりに関心をもつのではなく、クライエント一人ひとりが、所属環境で生産的な作業と結びつき、環境からの要請に応え、自己の存在意義を感じることができる役割をもつことができるように、また、楽しみや息抜きになるような作業に結びつくことができるように、人―環境―作業すべての側面から支援を行うことが大切です。

すべてがクライエントの大切な経験

まだ私が駆け出しの頃、軽度の片麻痺を呈したクライエントのＡさんを担当しました。すでに長年勤務した会社を退職し、妻と２人で年金暮らしをしているＡさんは、小規模に農家を営んでおり、毎朝畑に行き、野菜作りをすることが日々の大切な日課でした。私は、退院後に再び野菜作りができるよう、ADL練習に加えて、物を持ちながらの不整地歩行やしゃがみ姿勢での物品操作など、さまざまな要素的練習を提供しました。Ａさんは寡黙な人で、雑談をするようなキャラクターではありませんでしたが、私が提供するプログラムに対して拒否するようなことはなく、毎日淡々と練習をこなしました。作業療法を開始してから約１カ月。少しずつでしたが動作の安定性は向上し、私の中では目標に向かい順調な経過をたどっていると感じていました。しかし、そう感じていたのは私だけでした。

ある日私が「Aさん、かなり良くなってきましたね」と話しかけると、Aさんからは不機嫌そうな声で「なにがどう良くなってるのか全然わからん」との返答がかえってきました。私はAさんの予想外の発言に驚きましたが、それまでの経過を振り返ってみると、私は日々提供するプログラムがAさんの望む生活にどのように役立つのか、その意味や価値をAさんと十分に共有できていなかったことに気づきました。その日から私はAさんとの関わり方を変えました。共有した長期目標や、長期目標を達成するための短期目標について、頻繁に確認し合う時間を大切にするとともに、提供するプログラムが、目標としている生活にどのようにつながるのかをよく話し合うように心がけました。

Aさんは依然として無口で無愛想でしたが、私が関わり方を変えてから、「農機具をしまってある倉庫のシャッターがすごく重いから、どうすればよいだろうか」など、退院後の生活について考え、解決しなければならない課題を自分から話してくれるようになりました。また、それまでリハの時間以外はベッドにいることが多かったAさんは、自分から病棟内を歩いたり、立ち上がり練習などの自己トレーニングを行うようになりました。

作業療法には目標があります。ADLや就労、趣味など生活に関連するさまざまな作業を通して健康を促進することができるように目標は設定されます。目標を達成したその先に待っている自己の望んだ生活を目指し、クライエントと作業療法士は協働します。作業療法士は、クライエントが目標を達成できるよう、評価結果をもとに、機能回復に向けた支援、障害を呈した身体で作業遂行能力を高めるための支援、作業遂行の質を高めるための環境調整など、さまざまな支援を行います。

セラピストは、どうすれば効率的に目標を達成できるかに関心をもちます。算定期間や単位数に上限が設けられ、できるだけ早く目標の達成を支援することが求められる昨今、上記の関心は当然のことでしょう。しかしここでもう一つ関心を寄せるべき大切なことがあります。それは、私たちが“目標とした生活を獲得するための準備期”と認識している入院期間も、そのすべてがクライエントにとっては人生の切片であるということです。

私たちは、目標達成に向けて提供する作業療法プログラムの根拠や必要性などに加えて、作業療法の時間をクライエントがどのように捉え、解釈しているかに関心をもつ必要があります。特に機能回復に向けた練習や、目標としている作業遂行に必要な動作の一部を切り取ったような要素的練習を提供する際には、練習の目的についてクライエントと十分に共有する必要があるでしょう。一方、実際に目標とした作業を行う実動作練習は、クライエントにとって意味や目的が理解しやすいプログラムなので、上述したAさんとの失敗談のようなことは生じにくいかもしれません。しかし実動作練習は、良くも悪くも健常だった自分と現在の自分を比較しやすいという側面ももっています。プログラムの目的を十分に説明し、また繊細な難易度調整を行いながら、クライエントが失敗体験と認識せず、課題指向的にトライ&エラーを繰り返し、技能の向上を図ることができるようなプログラムやコミュニケーションが必要になります。

“する”に直接介入できることの強みを活かす

人は起床してから就寝するまでに、たくさんの作業をしています（doing）。作業をすることによって自分が何者なのかが決まります（being）。作業をすることによって自分の所属が決まり（belonging）、作業をすることによって将来自分がどのようになっていくのかが規定されていきます（becoming）。作業をすることは、人に立場や役割、所属をもたらし、未来のあり方に影響を与えます。また、立場や役割や所属によって、したい作業やしなければならない作業、することを期待される作業が生じます。doing、being、belonging、becomingは、相互に影響を与えあっています。

作業療法は人の作業遂行を扱います。being、belonging、becomingに影響を与えるdoingに直接関わることができるのは作業療法の強みです。

私たちは、いかにして“できない”を“できる”にするのかに関心をもちます。当然それは大切な関心事です。加えて、クライエントのdoingが、どのようなbeing、belonging、becomingにつながるのか？　ということに関心をもちながら、支援を行うことが大切です。

3

経験を共有する

Keyword

・医療者が見慣れた景色を疑う
・家族の関心の偏りに注意する
・その人らしさの共有を大切にする
・どうすればできるかを考える

経験を共有する

右片麻痺と運動性失語、嚥下障害を抱え、毎日3時間のリハを頑張るハルさんはもうすぐ90歳。この地域の高齢者にはめずらしく、まっすぐに伸びた長い髪をひとつに縛ったその姿は、とてもお洒落に見えました。ハルさんは言葉を発することはありませんが、誰かと目が合うたびに静かに微笑むその姿は、他の入院患者さんや病棟のスタッフをいつも穏やかな気持ちにしてくれました。

毎日3時間のリハを頑張るハルさんでしたが、実は入院当初から施設への退院が決まっていました。自宅には娘さん夫婦が暮らしていましたが、片麻痺に加え意思疎通が難しく、口から食事を摂ることもできずに胃瘻を造設したハルさんを自宅に迎えることが、家族はとても不安だったのです。

理学療法の時間はベッド周囲動作を中心とした練習。言語聴覚療法の時間は代償手段を模索しながらの意思疎通練習と嚥下の練習。そして作業療法の時間は、担当のNさんが、病棟でのADL練習に加えて、作業療法室の一角にある和室で団欒機会を提供していました。ハルさんは過去にムセた経験からか、嚥下の練習をとても嫌がりました。VF検査では、トロミをつければ口から食事を摂ることが十分可能な状態と判断されていましたが、まったく練習を受け入れようとしません。胃瘻を造設していたので栄養状態は安定していましたが、口から好きなものを食べられる可能性があるのに練習が進まない。そんな状況にスタッフも頭を抱えていました。

でも病院の中で1カ所だけ、ハルさんが嚥下を嫌がらない場所がありました。それは作業療法室にある和室でした。和室で団欒する時間だけ、ハルさんは他の患者さんと一緒に、トロミをつけたお茶を楽しそうに飲んでいました。担当のNさんは、ハルさんが居心地よく和室での時間を過ごせるように、あくまでもさりげなく、その場の会話や作業負荷を繊細にコントロールしていました。

ある日Nさんは、ハルさんの娘さんを和室に招待しました。娘さんは和室でハルさんと一緒にお茶を飲みながら、病前の話をたくさん聞かせてくれました。

それから数日後、娘さんから退院先を施設から自宅に変更したいという連絡がありました。詳しく話をうかがうと、「今までは、言葉が話せないとか、ご飯が食べられないとか、ばあちゃんの障害ばっかりに気持ちが向いていました。でもあの日、和室で他の患者さんと団欒しながらお茶を飲んでるばあちゃんを見て、病気になっても障害をもっても、ばあちゃんは何も変わらないばあちゃんだって思ったんです」とのことでした。

その日から家族は、動作面の介助方法や嚥下食の作り方等、今後の生活に必要な練習に積極的に参加するようになりました。入院から5カ月後、家族の軽介助で身辺ADLを行い、そして家族と一緒に食卓を囲める状態でハルさんは自宅へと退院しました。

作業療法で扱う作業とは、クライエントの「したい作業」「しなければならない作業」「することを期待されている作業」など、人の生活をつくるあらゆる作業を含みます。しかし私たち作業療法士（OT）は、クライエントの自立度が少しでも早く向上するよう、クライエントの「できないこと」にばかり関心が偏る傾向があります。それは家族も同様です。さまざまな作業と、その遂行文脈を家族と共有する中で築かれたクライエントの「その人らしさ」ではなく、目の前の障害や、障害による困りごとばかりに関心は偏りやすくなります。

OTは、クライエントの家族の困りごとを解決できるよう、サービス調整や介助方法の指導を行います。しかしOTは作業のもつ力を熟知した専門家です。家族がクライエントを障害者としてではなく、大切な家族の一員として再認識することができるように作業の力を使います。クライエントが大切な作業に結びつき、「その人らしく」いることができる。そんな場面を家族と共有できる機会を提供することも、OTの大切な役割です。

Keyword

- 医療者が見慣れた景色を疑う
- 家族の関心の偏りに注意する
- その人らしさの共有を大切にする
- どうすればできるかを考える

医療者が見慣れた景色を疑う

このコラムに登場したハルさんは嚥下の練習を頑なに拒んでいました。評価によって回復が見込めるのは明らかなのに必要な支援を行うことができない…医療者にとっては悩ましいクライエントです。しかしながらハルさんはあらゆる環境を拒んでいたわけではありません。作業療法室内にある和室で、湯呑茶碗でトロミをつけたお茶を飲む時間は大好きでした。私たちは、クライエントが練習を拒むときには、「拒否」や「意欲低下」などの言葉で状況をまとめ上げる前に、その理由をしっかりと考える必要があります。

ハルさんとは別のクライエントですが、以前こんなことがありました。そのクライエントAさん（80代女性）が回復期リハ病棟に入院してきた際、申し送りには、注意障害についての詳細な記述がありました。「とにかく1つの課題に集中することが困難。嚥下には問題がなく、健側で自力摂取できる機能を有しているものの、集中が困難で食事がほぼ全介助の状態。今後自宅退院の方針だが、家族が食事介助に多くの時間をとらずにすむよう、集中できる個室で食事練習を継続してきた。現在は、頻回な声かけによって何とか自力で全量摂取可能。40分かかっていたのが25分まで短縮した」との記述がありました。

前院からの申し送りの内容を受け、担当のチームは他のクライエントが食事を摂るラウンジではなく、個室で食事に対する介入を始めました。申し送りどおりAさんは声かけをするとスプーンで一口食べることはできるものの、すぐに顔を上げ遠くを見るような仕草を繰り返します。確かに頻繁に声かけをすれば自力での全量摂取が可能でしたが、集中を促すためにあらゆる情報を遮断する支援形態について、「本当にこれは目指すべき方向なのだろうか？」そんな疑問が残りました。

入院から数日後、Aさんを担当する後輩から相談を受けました。後輩は、Aさんが食事に集中することができない現状と、あらゆる情報を遮断する現在の介入方法に悩んでいました。私は「まずはAさんに聞いてみたら」とだけアドバイスをしました。Aさんが食事中、いつものように遠くを見るような仕草をした際に、後輩は質問しました。「Aさん、どうしましたか？」Aさんは軽度の言語障害があり、返答にしばらく時間がかかります。後輩が急かすような態度をしないように注意しながらAさんの返答を待っていると、「ガヤガヤして…みんな何してんのかなぁ…」Aさんはつぶやくような小さい声でこたえてくれました。Aさんが食事を摂る個室はステーションのすぐ隣にあり、Aさんが集中できるようにと入り口は閉じられています。入り口の向こう側では、食事を自己摂取できないクライエントや、嚥下練習を必要とするクライエントへの介入でガヤガヤといろいろな声が飛び交っていました。食事を終えて洗面所に歯磨きに向かうクライエント、車椅子を自操しながらスタッフと会話するクライエント。とにかくAさんが食事を摂る個室にはいろいろな声や音が入ってきていました。

後輩はAさんに、「みんな食堂でご飯を食べているんですよ、賑やかですね」と声かけをしました。するとAさんは、「みんなと一緒に食べたいなぁ」と一言後輩に伝えました。

後輩はさっそくチームと相談し、ラウンジでの食事評価を行いました。個室での食事同様に、全量摂取するためには声かけを必要としましたが、眼の前に座るクライエントが食事を口に運ぶ様子を見て、Aさんも自分から口に運ぶ頻度が増えました。結局Aさんは、若干の日差はあるものの、数回の声かけのみで、ほぼ全量を摂取することが可能になりました。

ハルさんのお茶飲みやAさんの食事のエピソードは、私たち医療者に大切な視点を気づかせてくれます。医療現場で日々業務を行っていると、自分たちが見ている景色が“あたり前”に感じてきます。食事を例に考えても、エプロンをして食事をする、テーブルが高く胸の高さに食器がある、和食をスプーンで食べる、そして、大勢が食堂で食べている中1人だけ密室で食事をする…etc。普段見慣れた景色も、冷静に考えてみるときわめて異常な状況であることがわかります。

私たちは、クライエントの症状や障害に焦点を当て、その改善に向けてさまざまな対策を講じます。そこに医療者が見慣れた“あたり前”を疑う視点を加えるだけで、見えてくるものがたくさんあります。

家族の関心の偏りに注意する

脳卒中などのライフイベントを経験することは、クライエント本人だけでなく、家族の生活にもさまざまな影響を与えます。私たちは専門知識を学んでいるため、クライエントの状況を“見守り”や“一部介助”といったように、生活に必要な各項目について分類して考えますが、ほとんどの家族は専門知識をもっていません。特に脳卒中のように、中枢性の運動障害や高次脳機能障害を呈する場合は、なおさらクライエントの状況を正確に理解することは難しくなります。

このコラムに登場したハルさんの家族も、当初は漠然とした不安を抱えながら、その関心は言葉が話せないことや食事がうまくできないこと、手足が不自由であることなど、障害にばかり向いていました。もちろん疾病や障害を呈して入院生活を送る場合、当事者にとっても家族にとっても、最大の関心は障害自体の回復でしょう。また、家族が障害を呈した状態になれば、少なからず家族の作業バランスにも変化が生じるため、よりいっそう回復に対する関心は強くなるでしょう。

ここで大切なことは、正確な知識を有していない状態で、問題点にばかり関心が偏ると、その不安は必要以上に増幅されてしまうということです。また、障害の種類や程度が多様な脳血管疾患ともなると、いろいろな憶測が飛び交います。「左手の指が効かなくなると２年以内に再発するって本当ですか」「近所の○○さんが、○○温泉に通うと中気（片麻痺）が治るって教えてくれたんですけど本当ですか」。臨床家時代、このような質問を何度もされたことがあります。おそらく過去に近所の人が経験した内容や、昔からの“言い伝え”などが影響しているのでしょう。もちろん非科学的な“迷信”であっても、クライエントや家族の生活にとって不利益が生じないのであれば、それを信じていてもよいのかもしれません。しかしそれだけでは、クライエントの大切な作業に焦点を当て、健康的な生活を支援することは難しいでしょう。家族がクライエントの状態をできるだけ正確に理解し、今後の生活について冷静に考えることができるよう、私たちセラピストは適宜必要な情報を提供することが大切です。

その人らしさの共有を大切にする

では、私たちが家族に提供すべき情報とはどのようなものでしょうか？　最初に思い浮かぶのは、介助方法に関する情報かもしれません。もちろん介助法に関する情報を提供し、家族が適切な介助ができるように支援することはとても大切です。最適な介助を行うことは、クライエントにとっては身体機能を効率的に活用し、不安や痛みの少ない作業の遂行につながります。同時に家族にとっても、安楽かつ効率的な介助の遂行につながります。

しかしながら、リハビリテーションの目的が“全人的復権”であるならば、1人でできないことをどのように手伝うのか？　という関心に対する情報提供に終始するのではなく、クライエントがその人らしく生活するためにはどのような支援が必要か？　という情報が大切です。ただし、このような情報を最初から家族に提供しても、家族はあまり関心をもつことができないかもしれません。上述したように、家族の関心は疾病や障害自体、そして排泄や入浴など緊急度の高い項目に偏っているからです。

このような状況で、家族がクライエントのその人らしさに関心を向けるためには、クライエントがその人らしい作業に従事する場面を家族と共有することが有効です。ハルさんの家族は、誰に説得されたわけでもなく、作業療法室内の和室でお茶を飲むハルさんを見て、施設希望だった退院先を自宅へと変更しました。ハルさんにとっても、そして家族にとっても非常に大きな変化です。家族はそれまでに何度も病棟でリハを見学していましたが、一度も自宅退院を口にしたことはありませんでした。それくらい入院生活を送るクライエントの日常は、その人らしさを感じる作業遂行文脈とはかけ離れているといえるでしょう。

どうすればできるかを考える

ハルさんがお茶飲みをする場面を家族と共有したことで変化したのは、退院先だけではありませんでした。それは、家族自身が、今後必要になる介助や支援に対して、“できる”か“できない”かの二者択一的な思考から、“どうすればできるか”という思考に変化したのです。このように思考が変化してからは、受動的に介助法の指導を受けるのではなく、一緒に相談しながら今後必要になる支援について考える様子が増えました。

この、“できる”か“できないか”ではなく“どうすればできるか”という思考は、家族だけでなく、私たちセラピストにとっても非常に大切な考え方です。私たちはクライエントの機能障害の程度や能力によって、獲得可能な生活レベルを予測し目標を設定します。しかしそのような視点でのみ目標を設定してしまうと、ADLや歩行が自立できるクライエントばかりがその他の作業に対する自由度を獲得し、ADLや移動に大きな介助を必要とするクライエントは、“しなければならない作業”に終始する日常を送ることになります。

障害の程度にかかわらず、すべてのクライエントにはその人らしく生きる権利があります。全人的復権は軽度障害者のためだけの理念ではありません。障害の程度によって変化するのは、目標自体ではなく目標の達成方法です。障害が軽度であれば、病前と同様に大切な作業を遂行可能になるかもしれません。もし重度の障害を呈する場合は、その作業の遂行に、他者の支援や道具の工夫、制度の利用など、環境の変更が必要になるかもしれません。いずれにしても、変化するのは作業の形態であり、作業自体ではないという考え方が大切です。

私たち作業療法士は、クライエントの健康を促進する作業に焦点を当てます。そしてクライエントがその作業に関わることができるよう、さまざまな方法で支援を行います。あるときは、心身機能の回復を促進するような作業活動を提供し、望んだ生活への復帰を支援します。またあるときは、障害を呈した新しい身体で望んだ作業に満足いくかかわりができるよう支援を行います。作業へのかかわりを促進するために適宜環境を加工することもあります。

心身機能に焦点を当てるのではなく、あくまでもクライエントの健康を促進する作業に焦点を当てる。それは人―環境―作業の連環に焦点を当てるということです。当然のことながら、環境にはクライエントの大切な家族も含まれます。クライエントが大切な作業と結びつき、健康的な生活を営むことができるよう、クライエントの大切な経験を大切な人と共有する機会を提供しながら、協働的に目標に向かう姿勢が不可欠です。

4

理由を解決する

Keyword

・誰にとっての問題なのか？　を考える
・問題が起きている理由に焦点を当てる
・解決にみえて実は悪循環になっている
・自分たちにも成功体験が必要

理由を解決する

連日ニュースで雨不足が報じられる８月上旬。20年前までタバコ屋を営んでいたヨシさんは、団欒スペースのいつもの席に座り、隣に座るキミさんに話しかけています。「神社の境内で子どもたちが野球をしている」「あの子たちは必ずバチが当たる」毎日話の内容は一緒です。キミさんはその話に相づちを打つわけでも、返事をするわけでもなく、静かな笑顔で遠くをみています。

＊　＊

「ヨシさんが最近厚着をしています」カンファレンスの話題はヨシさんの季節外れの厚着をどう“やめさせるか”です。確かに今日のヨシさんは、肌着３枚セーター２枚の、計５枚の衣類を身に着けています。「その日に着る衣類以外はステーションで預かる」「家族に長袖を持って帰ってもらう」いろいろな意見が飛び交います。おそらくヨシさんには、私たちとは異なる世界が見えているはずです。私はスタッフにお願いして、ヨシさんがなぜ厚着をするのか、その原因を確かめるための評価期間をもらいました。

まずは日中の観察時間を増やすことにしました。１日に何度もヨシさんのもとへと通うようになって数日、私は思い切って訊いてみました。「しかしヨシさん、毎日寒いですよね」ヨシさんの目は見ずに、ヨシさんが身構えたり、自分を防衛したりする必要がまったくないと感じられるよう、あくまでも自然に話しかけました。するとヨシさんが、いつもの神社の話をするように、少し怒った口調で言いました。「あんなに雪が積もってるんだからあたり前だ」

ヨシさんの視線の先に目を向けると、ヨシさんはおよそ30 m先の、ラウンジの奥にある職員のミーティングスペースを見つめていました。全面がガラス張りでできたミーティングスペースは、昼間は強い日差しが差し込むため、真っ白いロールカーテンが降ろされていました。８月の強い日差しが外から照りつけるロールカーテンは、まるで真冬の晴れ間に雪景色を眺めたときのように、眩しいほどに白く光っています。重度の認知症を抱えたヨシさんにとって、おそらく今日は真冬でした。

早速私はカンファレンスでこれまでの観察結果をスタッフに伝えました。検討の結果、ロールカーテンが見えないようにパーテーションを置くことに加えて、毎日２回、短時間の散歩をプログラムに追加することにしました。季節の話題にふれたり、道端に生えた草花や、道路の脇で青々と生い茂る稲の話をしながら施設の周囲の散歩をしました。そして散歩から戻ると、外は暑かったことを一緒に振り返りながら、水分摂取をしてもらう流れで着替えを行いました。プログラム変更後、すぐにヨシさんは厚着にこだわらなくなり、季節に合った相応の格好で日々を過ごすことができるようになりました。この一連の出来事は、スタッフ皆にとっても成功体験になりました。

日々の業務の中で多くのクライエントを担当していると、医学的なリスクだけでなく、行動レベルでさまざまな問題が生じます。その際に陥りやすいのが、眼の前で起きている行動自体に問題を見いだすことです。

今回のヨシさんがそうであったように、行動には理由があります。行動自体を抑止する方向で解決策を導くと、現象的にはその問題は解決したようにみえても、当事者の中ではまったく問題は解決されていないかもしれません。私たちは、私たちにとって管理しやすい状態を「解決」と呼ぶのか、クライエント自身が安心と安寧のもと、社会的に受け入れられる形で所属環境に適応することを「解決」と呼ぶのか、あらためて考える必要があります。

前者を直接追求すると、一見問題が解決したようにみえて、さらに状況が悪化することがあります。私たちには後者を追求することで結果的に前者も解決するという思考が必要です。さまざまな知識や技術を共有し、効果的な多職種連携を行うためには、皆でクライエントの主観的世界を推察・共有し、行動の理由を解決する姿勢が大切です。

Keyword

- 誰にとっての問題なのか？　を考える
- 問題が起きている理由に焦点を当てる
- 解決にみえて実は悪循環になっている
- 自分たちにも成功体験が必要

誰にとっての問題なのか？　を考える

このコラムを通して皆さんに考えてほしいことは、「問題の捉え方」です。私たちは、臨床現場でしばしば「問題」という言葉を使います。クライエントがうまく着替えることができない、食事で食べこぼしが見られる、徘徊や暴言、関節可動域制限、疼痛など、さまざまな状況で問題という言葉は使われます。

実際、いろいろな疾患や、疾患に起因する障害を抱えた状態で作業療法は処方されるので、問題が多く存在することは事実です。私たちが有する専門的な知識や技術は、クライエントの問題を解決するための知識や技術と言い換えることもできるでしょう。作業療法士をはじめ、クライエントに関わる多くの職種は、さまざまな問題を改善するために日々尽力しているわけです。

問題をどう解決するかを考える前に大切なことがあります。それは、「この問題は、誰にとっての問題なのか？」をしっかりと問うことです。たとえば、トイレ介助が必要なクライエントが、夜中に頻繁にコールを押している場面を想像してください。このクライエントは何度トイレに行っても、30分も経たないうちにまたコールを押してトイレ介助を希望します。

ここで、2つの視点から「問題」を考えてみます。まずは職員の視点です。夜勤の職員は、日勤と比較してかなり少ない人数でたくさんのクライエントのケアをしています。できるだけ効率的に多くのクライエントのケアを行いたいと思うのは当然でしょう。そのような状況で、特定のクライエントから頻回に呼び出され、時間を要する介助を求められるわけです。どんな職員でも疲弊してしまう状況といえるでしょう。当然夜勤の職員は、コールが鳴る回数を少なくしたいと考えます。この場合、「特定のクライエントからコールが頻回に鳴り、多くの時間を占有されること」が職員の視点で現象を捉えた際の問題です。

次に、クライエントの視点で問題を考えてみます。もともと身体症状として、神経因性膀胱があるのかもしれません。加えて、クライエントは現在１人でトイレに行くことができません。車椅子に乗り移ることも、トイレでズボンを下ろすことも、さまざまな工程を他人の力に頼る必要があります。困ったことに、トイレは自由に行くことができない状況になると、「また行きたくなったらどうしよう…」などと緊張が高まり、なおさらに行きたくなってしまうものです。クライエントの視点で問題を捉えてみると、「トイレのことばかりが気になってしまう」であり、その状況を生んでいるのは、「他人の介助をお願いすることが申し訳ない」という思いからの過度の緊張です。

このように、「誰にとっての問題なのか？」その答えが職員である場合とクライエントである場合で、見える景色は大きく異なることがわかります。見える景色が異なれば、当然その後の対策や支援の方法も全く異なるものになる可能性があります。

問題が起きている理由に焦点を当てる

さきほどの例で考えてみると、「職員にとっての問題」を解決しようとすると、クライエントが我慢を強いられることになり、反対に「クライエントにとっての問題」を解決しようとすると、職員が疲弊してしまう。そんな印象をもつかもしれません。では、双方の問題を解決できる方法はないのでしょうか？クライエントの問題点に寄り添えば、比例して職員の負担が増加するのは仕方がないことなのでしょうか？

解決のポイントは、眼の前で起きている現象に焦点を当てるのではなく、現象が起きている理由に焦点を当てることです。このコラムのタイトルを「理由を解決する」にしたのもそのためです。「職員からみた問題ではなくクライエントにとっての問題を大切にしましょう！」などというつもりはありません。どちらの問題から考えても結果は同じです。同じ現象を別の角度から捉えているだけですので、問題が生じている理由を階層的に掘り下げながら根本的な理由へと迫っていけば、同じ場所にたどり着きます。職員からみた問題をスタート地点にして考えてみましょう。

「問題：○○さんのコールが頻回でケアが大変」→「疑問①：なぜコールが頻回なんだろう？」→「理由①：すぐにトイレに行きたくなるから」→「疑問②：なぜすぐにトイレに行きたくなるんだろう？」→「理由②：介助されることに引け目を感じることで余計にトイレのことばかりが気になってしまうのでは？」→「対策①：じゃあ全員で○○さんが引け目を感じないように受容的なコミュニケーションを心がけてみよう」「対策②：リハでは○○さんが引け目を感じないで済むよう、早く移乗やトイレ動作能力が向上するように支援しよう」「対策③：夜間の介助が少しでも楽になるように○○さんに特化した介助法の勉強会をひらこう」

このように、仮に職員側が感じている問題をスタート地点にしたとしても、安易に現象に蓋をするような対策をせずに、クライエントの視点に立って「なぜ？」を繰り返して掘り下げていけば、クライエントの思いに寄り添った支援方法を考えることができる階層にたどり着きます。また、クライエントに寄り添った支援を十分に行うことができれば、結果として、最初に職員側が感じていた問題も解決に向けた変化が生じてきます。

クライエントの問題が解決することによって職員の問題も解決する。そんな良循環をつくりあげることが理想の形であるといえるでしょう。そのためにも、眼の前で起きている現象にとらわれるのではなく、「なぜ」その現象が起きているのかに関心をもちながら、何気ない日常に向き合うことが大切です。

今回コラムで紹介したヨシさんのエピソードも同様です。最初、職員はヨシさんが厚着をするという現象にばかり関心が向いていたので、結果として導かれた対策も、「厚着をしないように衣類を隠す」「家族に衣類を持って帰ってもらう」といったものでした。しかしながら、現象に目を向けるだけでなく、現象の理由を明らかにすべく観察を繰り返し、「なぜ」を問い続けたことで、解決のヒントとなる情報をキャッチすることができました。おそらく「夏なのに厚着をしている」という現象にばかり関心が向き、ヨシさんの視点から理由を考えようとしなければ、あの真っ白いロールカーテンは、何気ない日常の景色の一部でしかなかったでしょう。

解決にみえて実は悪循環になっている

しかしながら、上述したような良循環をつくりあげることは簡単ではないようです。「問題：トイレ介助が頻回」→「対策：コールを押さないように眠剤の量を増やす」→「結果①：廃用症候群が増悪する」→「結果②：トイレでの排泄が困難になる」→「結果③：オムツへ失禁するようになる」→「結果④：職員はケアがしやすくなる」

一歩間違うと、上記のような職員の都合だけを考えた問題解決方法を採用し、結果として自分たちの本分に背くような仕事をすることになってしまうこともあります。どんなに仕事が楽になったとしても、おそらくこのような仕事にやりがいや充実感を感じることはできないでしょう。なぜなら職員は、クライエントよりも自分自身を優先して支援内容を選択したことを潜在的にわかっているからです。クライエントの問題の本質を解決できず、やりがいを見いだせない経過の中で職員も疲弊していく。そんな悪循環へと陥ってしまうと脱却することが難しくなります。しかし、それでもそのような方法を選択してしまうほどに、臨床現場は忙しく、皆、余裕のない状態で日々の業務に勤しんでいるともいえます。

このような状況で、ある特定の職員が現象の理由に焦点を当て、解決策を提案しようとしても、多勢に無勢で効果的な実践につなげることは容易ではないと思います。ですから一人のクライエントに丁寧に向き合い、小さな成果をしっかりと記録に残し、カンファレンスなどの情報共有の場で全員が理解できる言葉で発信をする。このような「成果の可視化」の地道な積み重ねが大切です。少しずつでも賛同者が増えてくれば、職場の雰囲気や考え方は必ず変化してきます。

自分たちにも成功体験が必要

もう一つ大切なことは、問題について情報を共有するだけでなく、チームで効果的な支援をすることができた際には、肯定的な変化についてもしっかりとチームで共有する場をもつことです。医療関係者は、クライエントの成功体験は重視しながらも、自分自身やチームの成功体験が不足していることが少なくありません。作業療法士や作業療法を学ぶ学生さんはご存知のように、成功体験は、自己効力感の向上や内発的な動機づけにつながります。それはクライエントだけでなく、私たちにとっても同じです。仕事の中で成功を全く感じることができないような日々の繰り返しは、不平不満、無気力、あきらめ、劣等感などの負の感情を増悪させる結果になります。そのような状態では、クライエントの問題について、建設的に理由を掘り下げるような思考はなかなか生まれず、結果として、自分たちが感じている問題について、ただ眼の前の現象を一時的に改善させたり、介助の負荷をいかに減少させるかなどに重きがおかれるようになります。問題の理由を掘り下げ、クライエントに寄り添った対策を皆で行い、結果として自分たちも仕事がしやすくなり、充実感を得ることができる。そのような良循環を構築しながら自分たちの成功体験を積み重ねることが大切です。

例に挙げたコールが頻回なクライエントに対する理由の掘り下げは、過去に私が実際に経験した事例です。最初、コールが頻回な事例に対して、職員は頭を悩ませていました。しかし理由を掘り下げ、職員皆で「トイレに行きたいときは遠慮しないでいつでも呼んでくださいね」という態度で関わることを統一しました。また、職員の負担を軽減するために介助法の勉強会を開催したり、日中はすべての職種で頻回にクライエントに対して声かけを行い、特定の職種だけが介助するようなことがないよう、お互いがフォローし合う体制を重視しました。結果、介入初期は介助頻度が多かったものの、クライエントのトイレのコールの回数は減少しました。「トイレが気になって仕方がない」というクライエント側の問題と、「コールが頻回で大変」という職員側の問題が両方解決したわけです。

この経験は、職員にとってとても大切な成功体験になりました。眼の前の現象にだけ関心を向け、自分たちの負担を軽減するという視点で対策を講じるのではなく、クライエントにとっての真の問題に焦点を当て、その問題をどうすれば解決できるかを皆で考えることによって、結果的にクライエントを含めたチーム全員に利益がもたらされるという成功経験です。

自分が感じているクライエントの問題を、ふと冷静に考えてみると、それはクライエントの問題ではなく、「仕事のしにくさ」など、自分にとっての問題であることも少なくありません。「問題」という言葉を使う際には、多くの場合、職員の大変さなど、負の状況が同時に存在するため、どうしても眼の前で起きている現象を解決することばかりに関心が向き、クライエントが感じている問題を直視することが難しくなります。「現象ではなく理由を解決する」この言葉を思い出し、日常と向き合うことが大切です。

5 形態を吟味する

Keyword

・動作の自立と作業の可能化は異なる
・クライエント特有の遂行文脈がある
・作業同士の関係性に関心を向ける
・遠慮や誤解のない関係性を構築する

形態を吟味する

定年退職後、友人との交流や趣味のヨガを楽しみながら毎日を過ごしてきたサキさん。脳梗塞により中等度の右片麻痺を呈し、回復期リハ病棟に入院してきました。入院当初からサキさんは、右上肢を積極的に作業に参加させ、生活に必要な能力をどんどん身につけていきました。

一見とても前向きにリハに取り組んでいるようにみえたサキさんでしたが、実はとても気になっていることがありました。それは「食事」でした。

正直私は、サキさんの食事をあまり問題視していませんでした。入院当日から左手でスプーンを使用して摂食動作は自立。数週間後には、右手で自助具の箸を使用した食事が可能になり、「普段は右手で自助具を使用し、つかみにくい物のみ左手でスプーンを使用する」というスタイルが定着していたからです。しかしサキさんの食事には、解決すべき大切な課題が残されていました。

気づかせてくれたのはサキさん自身でした。再評価で面接を行った際、残りの期間で解決したい課題について私が質問すると、サキさんはゆっくりと語りはじめました。「実は……退院してからの食事が気になっているんです」、「でもサキさん、最近では食べこぼすこともなくなりましたし、とても上手に食事を摂ることができていると思いますが……」、「たしかに病院ではみんながスプーンを使ったり、自助具を使って食べているので気にならないのですが……。私は仲のいい友人が３人いまして、毎月１回、みんなでオシャレをして、雰囲気のいいお店で４人で食事会をするのが恒例行事なんです。食事に行くお店は和食の店が多いので、できれば自助具を使用しないで、普通のお箸で食事ができるようになりたいんです。最初に自助具を使って右手でご飯が食べられたときは、本当に嬉しかったんですよ。でも正直いって、今使っている自助具を友人との食事会で使用する気持ちにはどうしてもなれなくて……」

その話を聴いて私はハッとしました。それまでの私は、どうすればサキさんが「他者の手を借りずに食事ができるか」ばかりに関心が偏っていたのです。しかしサキさんにとっての「食事の自立」とは、単に自力で摂食動作を行うことではなく、友人の前で恥ずかしくない形で食事ができることも含んでいました。

すぐに私はプログラムを修正しました。ADLをはじめとするほとんどの作業場面では、これまでどおり右手を積極的に使用するよう練習を継続しましたが、食事については、所作等の審美的な側面も重視しながら、左手で通常の箸を使用するための練習を強化しました。目標とプログラムを修正後、サキさんはそれまで以上に主体的に練習に取り組み、2カ月後無事に自宅へと退院。現在でも友人との食事会を継続しています。

作業療法士は、クライエントが大切な作業を再びできるように支援を行います。その際、「作業ができること」を「他者の手を借りずに自力で動作を遂行すること」と意味をすり替えてしまいがちです。FIM等の指標のもと、自立度の改善が重視される環境下ではそれは顕著な傾向かもしれません（もちろんFIMの改善はとても大切です）。しかしながら、作業にはクライエント固有のこだわりや、自尊心を保つための条件等を内包した、その人固有の形態があります。どんなに他者の手を借りずに動作を行うことが可能になっても、クライエントが大切にしている作業の形態を考慮しない支援は、クライエントの作業の再開に結びつかないかもしれません。障害のある身体でどのように作業を遂行するべきか。それは障害の重症度や残存機能だけで決定されるべきものではありません。

眼の前で起きている諸機能の問題や、動作上の問題の解決に尽力しながらも、常にクライエントの声に耳を傾け、クライエントの大切な作業は何か、そしてその作業はどのような理由で、どのような環境で、どのように行いたいのかをクライエントと共有する姿勢が大切です。

Keyword
・動作の自立と作業の可能化は異なる
・クライエント特有の遂行文脈がある
・作業同士の関係性に関心を向ける
・遠慮や誤解のない関係性を構築する

動作の自立と作業の可能化は異なる

このコラムを通して最初に伝えたいことは、“自立”についてです。私たち作業療法士は、何らかの介助を必要とする作業が、他者の介助なしに遂行できるよう支援することに大きな関心をもっています。もちろん1人でできなかった作業が自力で遂行可能になることには意義があります。しかしながら、私たちが定義する“自立”が、必ずしもクライエントの生活を豊かにするとは限りません。

サキさんは、自助具とスプーンを使い分けながら自力で食事摂取が可能となりました。介助が必要だった時期と比較すれば大きな進歩です。しかしながら、サキさんの大切な生活文脈において、その自立は満足のいくものではありませんでした。

遂行度と満足度という評価指標があります。文字どおり、自分の作業へのかかわりについて、“どのくらいできているか”と“どのくらい満足しているか”を示す指標です。カナダ作業遂行測定（COPM）や作業選択意思決定支援ソフト（ADOC）も遂行度や満足度が大切な指標です。忘れてはいけないことは、FIMのように客観的に自立度を評価する指標が向上しても、必ずしも遂行度や満足度は向上しないということです。なぜなら遂行度や満足度はクライエントの主観を含む指標だからです。

今回登場したサキさんは、入院時と比較してFIMの得点がかなり向上しました。しかしながら、彼女は食事の遂行状況にまったく満足していませんでした。それは、私が支援した結果獲得した“自立”の形態が、サキさんにとっての“食事”に必要な要素を考慮したものではなかったからです。自助具とスプーンを併用した食事形態のまま退院していたら、友人との交流機会が狭小化したり、あるいは自助具の使用をやめるなど、負の影響が生じたかもしれません。

いくら遂行度が向上しても、満足度の向上が伴わなければクライエントはその作業を遂行しなくなるかもしれません。反対に、クライエントの主観の中で満足度だけが向上しても、遂行度が伴わなければその作業を無理なく持続することができなくなるかもしれません。私たち作業療法士は、単に介助量を少なくするために支援を行うのではなく、遂行度と満足度の両方が向上するように支援を行う必要があります。

クライエント特有の遂行文脈がある

では、遂行度と満足度がどちらも向上するためには、どのような支援が必要なのでしょうか。私たち作業療法士は、クライエント個人の大切な作業を扱います。それはADLをはじめ、仕事や学業、趣味など多岐にわたります。私たちは、これらの作業について、遂行に必要なプロセスや動作のコツ等に関する知識をもっています。これは専門職として非常に大切なことです。しかし一方で、それらの知識がクライエントの遂行度・満足度の向上に必要な支援の妨げになる場合もあります。それは、“何をもってその作業ができるとするのか？”の指標をこちら側が決めてしまう可能性が高いからです。

サキさんの支援を行っていた当初、私にとっての“食事ができる”は、「積極的に麻痺肢も使用しながら、他者の力を借りずに食事を全量摂取できること」でした。しかしサキさんにとって“食事ができる”とは「オシャレをして友人と楽しく食事ができる」ことであり、それを実現するためには、できるだけ特殊な作業形態を採用しないことがとても大切な要素でした。

障害をもちながら大切な作業に関わるには、以前の作業形態からの変更を余儀なくされることが少なくありません。使用する身体部位や方法を変更する。遂行に不足している機能を環境の加工で代償する。そして時には作業に含まれる意味や目的を達成するために作業自体を変更する…これら人—環境—作業すべての側面から行う支援は、障害を呈したクライエントが再び作業に関わるために有効です。しかし、たとえ同じ名前の作業であっても、一人ひとり遂行する文脈が異なります。

クライエントはどのような文脈でその作業を遂行するのか。その文脈で遂行する作業のモチベーションを支えている要素は何か。その遂行におけるこだわりは何か。柔軟に変更してもかまわない要素は何か。こうしたクライエント固有の文脈と主観を土台にした情報を加味しながら、一つひとつの支援内容を決定することが大切です。作業療法介入プロセスモデル（occupational therapy intervention process model：OTIPM）のクライエント中心の遂行文脈の確立（10の側面）などは、クライエントの大切な作業の文脈を共有するためにとても有効です。遂行度と満足度の2つを一緒に向上することができるよう、パターナリスティックな意思決定に終始するのではなく、クライエントが、自分の大切な作業を取り戻すために必要な要素は何かを内省できるようはたらきかけ、協働的に目標の詳細を決めることが大切です。

作業同士の関係性に関心を向ける

サキさんのエピソードは、作業の形態だけでなく、作業の連鎖についても考える機会を与えてくれます。サキさんにとって友人との交流は大切な作業でした。もしも私が最初に提供した作業形態のまま退院していたら、サキさんは、友人と一緒に食事をすることに心理的抵抗を感じ、外出機会を制限するなど、さまざまな負の影響が生じていたかもしれません。

私たちは、クライエントの生活を構成している作業を一つひとつ切り取り、評価や支援を行います。しかしながら、サキさんがそうであったように、1つの作業の形態を変更しただけで、他の作業へのかかわりにも影響を与えてしまう場合もあります。このように、作業は一つひとつ単独で存在しながらも、他の作業とつながりがあります。1つの作業ができないことで、他の作業に多くの影響を与えるのです。私は自分が作業療法士として行う作業にとても意欲的に取り組むことができていますが、もしも仕事と関係のない、プライベートな時間に遂行する作業に何らかの問題が生じたら、今と同じように仕事に意欲をもち続けられるかどうかわかりません。

作業療法士は、面接評価等を通してクライエントの作業の意味にふれる場合、病前の生活を想起しながら行うことが多いと思います。その際、クライエントが語る作業について、作業療法士はどのような意味を内包している（していた）のかに強い関心をもちます。しかしながら、クライエントが表出する意味は、病前の文脈を前提とした意味であることが多く、障害を呈した現在の状況では、全く同じ意味を有していない可能性もあります。作業療法士は、病前の遂行文脈を前提とした意味について共有する姿勢をもちながらも、同時に、現在のさまざまな作業の遂行状況が、その作業の意味にどのような影響を与えるのかについても共有することが大切です。そのプロセスを経ることで、支援が必要な要素をより俯瞰的に捉えることが可能になります。

クライエントの作業を俯瞰的に捉える際に大切なことは、作業バランスに関心をもつことです。クライエントの生活を構成する複数の作業の、量的・質的なバランスに加え、1つの作業が他の作業に与える影響について関心をもつことも大切です。作業同士の影響を評価する方法の一つに、クロスインパクトマトリクスという手法があります。クライエントの大切な作業を縦軸・横軸に並べ、作業同士の影響をみる手法です。

仮に生活時間の多くを大切で価値を感じる作業に占領されていたとしても、作業同士が抑制しあうような関係にある場合は、クライエントはストレスを抱えているかもしれません。

10年以上前になりますが、自分の生活を通して作業バランスを評価・支援する大切さを実感したことがあります。自分の仕事にとてもやりがいを感じるようになった時期に子どもが生まれました。日中は臨床業務に従事し、勤務時間以外で講演の準備や執筆を行う日々に、育児という作業が加わりました。すべての作業がとても充実したものであり、作業を一つひとつ切り取って考えると、とても満足度の高い生活を送っているように見えたかもしれません。しかし実際には、さまざまな作業を両立することに大変さを感じていました。睡眠時間を削ることである程度の対応は可能でしたが、それは本質的な解決にはなりません。それどころか、睡眠を削ることはあらゆる作業のパフォーマンスを低下させます。そこで私は、自分のクロスインパクトマトリクスを作成することにしました。自分の生活を構成している作業を縦・横軸に並べ、それぞれの作業同士が促進的関係にあるのか、あるいは抑制的関係にあるのかを可視化しました。そして、抑制的関係にある作業については、その理由と解決策を考えました。すると、臨床業務以外の大切な作業（家事や育児、執筆や講演準備など）が、夜に集中していることに気づきました。つまり、作業を遂行する時間帯が重複することで、作業同士が制約しあう関係になっていたのです。

この状況を脱するためには、大切な作業を遂行する時間を分散することが最も効果的であることに私は気づきました。それからというもの、私はそれまでの夜型の生活をやめ、朝型へとシフトしました。執筆などの作業はすべて朝に行い、昼間は臨床業務、夜は育児や家事、というように生活時間の使い方を変更したのです。そうすることで、一つひとつの作業を制約することなく、それぞれの作業に必要な時間をかけることが可能になりました。

私の場合は作業を行う時間が主な課題でしたが、サキさんのように作業に使用する道具や方法が課題になる場合もあります。作業療法士は、クライエントの生活を構成する作業を俯瞰しながら、それぞれの作業の可能化を支援すると同時に、複数の作業が互いを制約しないような支援をする必要があります。

遠慮や誤解のない関係性を構築する

今回のコラムの中で、もう一つ大切なポイントがあります。それは、食事の作業形態に関する希望をサキさんが打ち明けてくれたということです。非力なことに当時の私は、サキさんが友人との交流を理由に自助具の使用をためらっていることを、サキさん本人が打ち明けてくれるまで気づくことができませんでした。

クライエントが自己の大切な作業について詳細に語ることができるか否かは、内省の程度や言語機能だけに依存するわけではありません。スタッフに対する遠慮があったり、発信する情報を自己判断で選別している場合もあります。身体機能やADL等に関する困りごとは相談できても、趣味など娯楽的な作業に関する困りごとについては相談することを躊躇するクライエントもいます。

人が社会性を基盤に言語を駆使して相互交流する存在である以上、遠慮を完全に排除することは不可能だと思います。しかしながら、クライエントに私たちの専門性を理解してもらう努力をすることで、今以上にクライエントの本当の気持ちにふれることができるかもしれません。

作業療法士のように、ADL、家事、趣味などあらゆる作業を等価にあつかう専門職はとても珍しく、その点で作業療法は理解してもらうことが難しい仕事といえるでしょう。だからこそ私たちには、クライエントが作業療法を理解し、遠慮や誤解の少ない状態で一緒に大切な作業について考えられるよう、説明する能力や信頼関係を構築する能力が求められます。

6
物語を尊重する

Keyword

- どのような物語の中を生きているのか
- 〝ありたい姿〟を捉える面接評価
- 役割の認知的側面に介入する
- 全員で環境因子をリレーする

物語を尊重する

まだ昼休みが終わったばかりの作業療法室。一番奥にある評価室では、Tさんが初回面接を始めました。クライエントは軽度の右片麻痺と認知症を呈したイチロウさん。「会社の社長を長年務め、今でも部下に慕われている」、「大地主のため、会社を引退した後も毎日忙しくしている」、「孫の宿題をみてあげることが毎日の楽しみだった」イチロウさんは面接の中で過去の作業歴を楽しそうに話してくれました。

面接評価の翌日、イチロウさんの妻がお見舞いにやってきました。Tさんは、昨日の面接でイチロウさんが話してくれた内容を妻に伝え、作業療法の時間を通して、認知症を抱えながらも以前のように皆に慕われ頼られる生活を送ることができるよう支援していくことを伝えました。

しかし次の瞬間、妻の口から出た言葉は全く予想外のものでした。「ウチの人そんなこと言ったんですか？　……その話……全部デタラメです」

幼いころから身体が弱かったイチロウさんは、戦争の際も、近所で自分だけが徴兵されず肩身の狭い思いをしたそうです。また、確かに5年前までは事業を営んでいたものの、妻と2人で営む小規模の花屋であり、「何とか食べることができていた」状態だったとのこと。認知症が進行してきた最近は、感情の起伏が激しく、家族は毎日不安にさいなまれていたとのことでした。

翌週に開かれた初回カンファレンスで、Tさんは面接の内容を他職種に伝えました。「イチロウさんの語りの内容は事実とは異なります。でも私が伝えたいのは、面接の内容自体ではなく、実際の生活歴と面接内容のギャップについてです。イチロウさんはずっと、ありたい自分と実際の自分とのギャップにもどかしさを抱えながら生活してきたんだと思うんです。今回の面接の内容は、これまで表に出すことのなかったイチロウさんの思いが投影された大切なメッセージだと推察しています。この入院生活では、皆でイチロウさんの物語を尊重しながら、周りから慕われ頼られるイチロウさんにしてあげたいんです。そしてここを退院するときは、どう接すればイチロウさんが穏やかに生活できるのかを申し送ることができるようにしたいんです」

その後カンファレンスでは、妻の見守りでADLが遂行できることに加えて、イチロウさんから表出される物語を全スタッフが常に共有し関わること、尊厳を保ち、かつ失敗体験にならない役割をもってもらうこと、関わり方や本人が遂行できる役割についての情報は随時妻に伝達すること等、複数の目標やプログラムを共有しました。

その日からイチロウさんは、食事の際は食堂の一番奥の席に座ることになりました。スタッフが席に案内するときは、もちろん「上座へどうぞ」です。ベランダの植物を世話する際は、「はい」、「いいえ」だけでは答えられない「開かれた質問」は極力しないよう配慮しながらイチロウさんの指導を仰ぎました。ADL練習や要素的な動作練習を行う際は、「新人教育のモデルになる」役割を担ってもらいました。新人スタッフには事前にイチロウさんが返答に困らない質問を複数用意してもらい、毎日イチロウさんが新人スタッフの「指導者」になることができるよう状況を設定しました。

2カ月後、イチロウさんは、週3回のデイサービスを利用しながら、妻との生活を再開しました。Tさんは、イチロウさんの尊厳ある生活を支えるために、周囲の人たちにどのような環境因子であってほしいかを詳細に申し送りました。

認知症者の語りは事実と異なる場合が多いかもしれません。しかし、事実を知るという意味では信頼性が低くても、主観的世界や内的に組織化された物語を捉えるという意味では大変貴重な情報です。

家族や近しい人との面接等を通して正確な情報を収集しながらも、クライエントの物語を皆で尊重し、所属環境への適応を支援することはOTの大切な役割です。そしてそれは認知症者に限定した支援の形態ではありません。

Keyword
・どのような物語の中を生きているのか
・“ありたい姿”を捉える面接評価
・役割の認知的側面に介入する
・全員で環境因子をリレーする

どのような物語の中を生きているのか

「自分のこれまでの人生を１分で紹介してください」みなさんはこのように問われたらどのような自己紹介をするでしょうか。幼少期はいつも外を走り回る活発な子どもでした。小学校に入ってからはサッカーを始めて、高校卒業まで続けました。大学時代はアルバイトやサークル活動が楽しくて、充実した毎日を過ごしていました…etc。おそらくみなさんは自分なりにこれまでの人生を振り返りながら言語化することができると思います。

では、みなさんが１分で話した内容は事実でしょうか。幼少期には、家にこもってゲームに没頭した日々もあったはずです。サッカーが嫌になり、辞めてしまいたいと思ったときもあったかもしれません。大学時代も、課題や試験勉強に疲弊したり、失恋をして眠れない夜があったかもしれません…。では、みなさんが１分で語った人生は嘘なのでしょうか。そんなことはありません。みなさんは自分なりに人生を振り返り、言語というツールを使用して膨大な経験をまとめあげたのです。

人はナラティブ（語り）を介して自分の人生をまとめあげます。ナラティブには、認識における現実を制約する作用（現実制約作用）と現実を組織化する作用（現実組織化作用）があります。もしナラティブを介して現実を制約・組織化することができなければ、人は経験を通して創発されたあらゆる感情と記憶を蓄積・更新しながら混沌とした時間の中を過ごすことになります。私たちは、まぎれもなく現実世界で生きているわけですが、ある意味では自己のまとめあげた物語の中を生きているのです。

同じような経験をしても、人がまとめあげる物語の内容はさまざまです。入院中のクライエントも、「自分は障害を抱えてしまったが、前を向いて新しい人生を歩いていく」と語る人もいれば、「私は何も悪いことをしていないのに障害者になってしまった」と悲観的な物語の中に自己を定位し、そこから抜け出すことができない人もいます。

私たち作業療法士は、作業の力を使ってクライエントを支援します。作業のもつ特性を活用してクライエントの諸機能の改善にはたらきかけることもあります。ADLや仕事、学業、趣味などの遂行能力の向上を図るための支援も行います。よりよい感情を蓄積していくことを目的とした作業機会を提供することもあります。作業とはつまり人の経験であり、経験は主体の解釈を生み、解釈は物語へとまとめあげられていきます。

特に医療機関に所属していると、現象的に他者の介助を必要としない状態を目指すことに関心が偏向します。しかしながら、仮に介助を要するクライエントが、他者の介助を必要としない状態になったとしても、その過程や、まとめあげる物語の内容は人それぞれです。介助が自立になったからといって、必ずしも前向きで自己肯定的な物語が創発されるわけではありません。私たちは、クライエントが生活するために必要な能力に対して支援を行うことが多く、もちろんそれは非常に重要な意味をもちます。しかし能力の向上だけに注力するのではなく、その過程を通してクライエントが少しでも前向きな物語の中を生きることができるよう、日々のコミュニケーション、有意義な目標設定、難易度調整などについて、専門性のすべてを発揮しながら関わる姿勢が求められます。

“ありたい姿”を捉える面接評価

今回のコラムに登場したイチロウさんは、面接評価で自分の人生を雄弁に語りました。しかしながら、その内容はほとんどが事実とは異なるものでした。昨今、生活行為向上マネジメントの推進なども手伝って、クライエントと面接評価を行う作業療法士が増えています。人の生活はみな異なります。当然、一人ひとり生活を占領する作業は異なりますから、人の作業を対象とする作業療法士が、クライエントと面接をして作業にふれるプロセスは当然必要といえるでしょう。

実際多くの作業療法士が、初回評価時にクライエントと面接評価を行い、いわゆる“意味のある作業”を捉えようとしています。しかしながら、今回のイチロウさんのように、クライエント本人が事実と異なる語りをする、つまり信頼性に欠く面接も当然あります。では、このような面接は失敗なのでしょうか。イチロウさんのように重度の認知症を呈し、信頼性の高い情報を表出することが難しいと予測されるクライエントの場合、最初から面接評価は行わないほうがよいのでしょうか。

私の場合、事前情報でクライエントの認知機能が低下していて、信頼性の高い面接評価が実施できないことが予測されたとしても、クライエント本人に心理的な負担を与えないと判断した場合は、できるだけ面接評価を行うようにしています。しかしその目的はクライエントの大切な作業を共有することではありません。クライエントの“ありたい自分”の姿を捉えるために面接評価を実施するのです。

他者から敬われ、上の立場でありたいクライエントがいます。反対に、発言や意思決定を求められることに強いストレスを感じ、他者と協調しながら“一歩引いた立場で”作業場に参加することを心地よく感じるクライエントもいます。病前の作業について信頼性の高い情報を得ることはできなくとも、クライエントが自分をどのように見せたいのか。その推論の材料を得ることができれば、私たちが行う支援はより有益なものになるはずです。

クライエントが自己の生活を振り返り、取り戻すべき作業や新たに獲得したい作業についての情報を作業療法士と共有しながら目標を決めていく。これが面接評価の理想的な形だと思います。しかしながら、認知症などの諸問題によって信頼性の高い情報交換ができなくても、クライエントの語りは私たちが支援を行ううえで有益な情報をたくさん与えてくれるのです。面接評価の価値は、必ずしもクライエントの情報の信頼性に比例するわけではありません。大切なことは、面接評価によって得た情報を、どのようにクリニカルリーズニングの材料として活用し、有益な支援の一助とすることができたかです。

役割の認知的側面に介入する

私たちは日々複数の役割を担いながら生活しています。役割というと、一般的に仕事や他者の期待を伴う日課などをイメージするかもしれません。しかし子どもにとって親であることも、職場の後輩にとって先輩であることも、読書を好む趣味人であることもすべて役割に該当します。作業療法における役割はとても広い概念です。当然クライエントも、多くの役割に従事しながら生活を営んできました。私たちの仕事は、クライエントが望ましい役割を獲得できるよう支援を行うと言い換えることもできます。

役割には、認知的な側面と作業的な側面があります。認知的側面は、内的期待と外的期待に分かれます。内的期待とは役割を担う本人が抱く期待のことです。反対に、外的期待とは他者が抱く期待のことです。作業的側面とは、その役割の実行をさします。

人が役割を担うとき、必ずしも内的期待と外的期待が一致するわけではありません。自分は望んでいるけど他者は望まない。他者からは求められているけれど自分は望んでいない…。認知的側面にはズレが生じることが少なくありません。クライエント本人は、退院後に家事を再開したいと願っていても、家族はリスクを考え、家事はもうしないでほしいと願っている。このような場面がよくあります。クライエントが住み慣れた場所で望んだ役割を実行するためには、本人の期待や技能だけでなく、近しい他者の期待に対する介入も重要なことがわかります。今回のイチロウさんも、イチロウさんの“ありたい姿”と周囲との摩擦が生じないよう、家族をはじめとする退院後に関わる人たちの外的期待に介入することで、穏やかな日常を取り戻すことが可能になりました。

私たち作業療法士は、クライエントがどのような期待を抱いているのかに関心をもちます。その期待にこたえるためには、家族など、親しい人の抱く期待を知ることも大切です。そしてもし、クライエントの抱く期待と齟齬が生じていた場合は、クライエントの思いを代弁したり、周囲の人にも負担をかけずに無理なくクライエントの期待を叶えるための各種調整を行うなど、包括的な支援が必要になります。

全員で環境因子をリレーする

作業療法士は、クライエントの生活に関わります。しかしながら、私たちはクライエントの24時間をどのくらい把握できているでしょうか。病棟の中で業務を行っていれば、自分の介入時間以外にも、クライエントの様子を把握する機会は多々あると思います。しかしながら、複数のクライエントを担当していたり、記録や会議などの間接業務に追われる中、クライエントの生活すべてを把握することはなかなか容易ではありません。

今回のイチロウさんのように、クライエントの物語を把握して、その物語の中で抱く期待と外的な期待に齟齬が生じないように関わりを行う。このような関わりはとても意義がありますが、クライエントの生活時間の中で、継続性をもった形で支援が提供できなければ、その支援の効果は半減します。私たちが直接クライエントに関わるのは、24時間の中で長くても1時間程度でしょう。残りの23時間に対してどのような対策ができるかはとても大切なことです。

多職種連携が重要とよくいわれますが、それは単に、ADLの介助方法を統一することではありません。クライエントの目指す目標や、日々移り変わる思いの変化を随時共有しながら、それぞれの強みを活かした役割分担を行い、クライエントに最大の利益をもたらすべく行われるあらゆる協働のことです。

私たちのように、自立生活を営み、複数の役割を介して社会と結びついた生活をしている場合、ほんの些細なことではパーソナリティが揺らぐことはないかもしれません。しかしイチロウさんのような重度の認知症を呈したクライエントの場合、連携の質が如実にクライエントの心理状態に影響します。もし関わるスタッフの中で1人でも心ない関わりをする人がいれば、それまでに積み重ねた快の感情や経験は、台無しになってしまうでしょう。

私たちは、クライエントの主観的世界の構築に関わる経験機会の材料をリレーしているようなイメージをもつ必要があります。1人くらいやらなくても…ではバトンをつなげることはできません。

クライエントの24時間に関心をもち、十分な連携をはかると同様に、退院先にも連携のバトンを渡すことが重要です。退院時に作成するサマリーなどをみると、身体機能やADL能力、介助方法などに内容が偏っている場合があります。当然、医学的な情報やADLに関する情報は必須ですが、クライエントがどのような経験を重ねて生活をしてきたのか、そのプロセスの中でクライエントがどのような物語の中を生きてきたのか（生きているのか）、自分たちはクライエントに対してどのような接し方をしてきたのか、これらの関わり方や情報が、どのような目標に帰結するのかなど、クライエントを全人的かつ動的に捉えることができる情報を十分に提供し、バトンを受け取った人たちが、自分たちがどのような環境因子になればよいのかわかるようにすることが大切です。

7 期待を加工する

Keyword

- 外的期待の背景を捉える
- 作業は人の立場や居場所をつくる
- 作業には表出しにくい意味もある
- 作業と結びつくことができる外出や外泊

期待を加工する

小脳梗塞を呈したユリさんは、発症から３週間後に回復期リハ病棟に入院してきました。入院直後はめまいがひどく、寝返りをするだけで嘔吐してしまう状況でしたが、症状が軽減してからは能力面の改善が目覚ましく、運動失調がありながらもすぐに歩行器を使用して病棟内を歩行できるようになりました。

担当のＹさんは、ユリさんがめまいに苦しんでいた入院当初は無理に今後の目標を決めようとせず、身の回りのことを安楽に行う練習を中心に関わってきました。１カ月後、めまいが軽減し、ユリさんが今後のことについて内省することができるようになったころに初めて面接評価を実施しました。

40代のユリさんは、約20年専業主婦として家庭を支えてきました。「私が入院しているせいで、家族が家事をすべて行っていることがとても気がかりで……。義母に迷惑をかけながらの生活なんて……家に帰れたとしても私には居場所がありません……」ユリさんは自分が家事を行うことができない現状をとても心苦しく感じていました。

担当の理学療法士からの情報では、退院後もおそらく簡単な歩行補助具は必要になるとのこと。補助具を使用しながらも、家事を再開できることを目標に、あらためて作業療法を開始しました。

しばらく時間が経過したある日、夫がムンテラのために来院しました。Ｙさんはムンテラ後、夫と面接評価を行いました。「妻が病気になってから、これからの生活について家族で話し合いました。退院後は妻には何もしなくていい環境を整えてあげたいと思っています。幸い母もまだ元気ですし、人手はありますので」

妻のことを心から心配し、今回のような計画を立てたのでしょう。しかしながら夫が語った妻に対する支援の形態は、「いかに何もしなくてもいい生活をさせてあげられるか？」という価値観に基づいたものでした。

「ご家族の優しいお気持ち、すばらしいと思います。でもユリさんは“主婦”に復帰することを心から望んでいます。家事を免除された生活は、確かに身体的には安楽かもしれません。でも母親として娘にしてあげたいこと、妻として夫にしてあげたいことを全うできず、目の前で姑がバタバタと働く環境でユリさんはどのような気持ちになるでしょうか？　おそらく役割がない日々がユリさんを苦しめ続けると思います。できるだけ安全に、無理なく家事を再開できるように入院中にしっかりと練習していきますので、ユリさんが“主婦”に戻りたいという気持ちをご理解ください」

Ｙさんはユリさんの気持ちに加えて、身体が完全には回復しなくても作業のやり方や環境を工夫することで可能性がたくさんあることを夫に伝えました。また、言語的な説得だけでなく、家族が納得することができるよう、頻繁に作業療法場面に足を運んでもらい、作業場面を共有する機会を増やしていきました。退院前訪問の際には、環境の評価を行うだけでなく、実際に掃除や料理をユリさんに実施してもらい、解決すべき課題を明確にしていきました。家族は数カ月ぶりにユリさんの料理を食べました。

最初はユリさんに家事をしてもらうことに抵抗を感じていた家族も、ユリさんがイキイキと家事の再開に向けた練習に取り組む様子を見て、少しずつ変化していきました。４カ月の入院後、ユリさんは自宅へと退院。家族の手伝いを受けながらも、主婦として毎日作業を遂行しています。

家族等の近しい人は、できるだけ何もしなくていいようにすることが最良の支援だと認識していることが少なくありません。結果、クライエントの役割を奪い、活動量を減少させ、不活発な生活を助長してしまうこともあります。ユリさんも、作業療法士の家族指導の内容がADL介助方法の指導だけだったら、今ごろは主婦の役割を喪失していたかもしれません。家族のクライエントに対する“外的な期待”をクライエントの健康に寄与する形態に加工することは、作業療法士の大切な役割の一つです。

Keyword

- 外的期待の背景を捉える
- 作業は人の立場や居場所をつくる
- 作業には表出しにくい意味もある
- 作業と結びつくことができる外出や外泊

外的期待の背景を捉える

今回のコラムに登場したユリさんの家族は、当初ユリさんが退院したら、何もせずに生活することができるようにと準備を進めていました。近年ではずいぶんと変わってきた印象がありますが、いまだに障害＝療養という図式を思い浮かべる人は少なくないようです。

今回のケースは、純粋に無理をさせたくないという家族の思いが、“何もしなくてもよいように”という方向に考え方を向けさせたのだと思いますが、さらに昔には、現在のように医療保険や介護保険下で提供されるリハが整備されておらず、廃用症候群から脱却することができない、自己流の訓練や作業形態を採用することによって二次障害にさいなまれるなど、さまざまな理由で療養状態に陥ってしまった人がたくさんいたと思います。

不可逆的な障害を呈すると、いわゆる“奥座敷”に布団が敷かれ、生涯をその場所で過ごす人も多くいました。エアマットなどもちろんない時代です。褥瘡や関節拘縮が進行し、排泄は、布おむつや、いわゆる“垂れ流し”の場合もあったそうです。当時から入所施設はありましたが、家族はなかなか入所させようとはしませんでした。もちろん大切な家族を住み慣れた自宅から引き離すことに対する申し訳なさもあったと思いますが、もし入所させたことが近所の人たちに知られてしまうと、「あの家は家族を養老院に入れた」などと噂され、まるで家族を見捨てたかのような印象をもたれたのです。

もちろんこのような話にはかなりの地域差・年代差がありますが、現代においても、人の観念は、個人の自由思考によってゼロベースでつくられるものではなく、長年暮らす地域に根付いた共通の信念などの影響をかなり受けます。自分たちにとっての非常識が、別の地域や集団では疑いなく原理的に信じられている場合もあるのです。

クライエントやその家族と関わっていると、考え方の違いを感じることが少なくありません。そして個人がどのような思考をもっていようと、それは個人の自由です。しかしながら、特定の目的があり、その目的を達成する方法に根拠を伴った望ましい選択肢があるのであれば、そこには個人の考えを変える必要性や意義が生じます。だからこそ私たちは、望ましい考え方をクライエントや家族に理解してもらおうとする際には、“説得”のような形を採用する前に、クライエントや家族が生活を営む地域性を理解し、クライエントや家族がなぜその考え方に至ったのかを理解しようと努めながら、共感と理解の後に提案を行うような姿勢が大切になります。

作業は人の立場や居場所をつくる

担当のＹさんは、ユリさんが自宅で何もせずに日々を過ごすのではなく、自分の大切な作業を遂行しながら生活を営むことができるようにするため、ユリさんを療養させたいと考える家族に対して、望ましい生活の形態の理解を促してきました。当然これは、大切な作業に結びつくことによって満足度の高い生活を送ること、生活リズムを構築すること、廃用症候群を起こさないよう活動量を確保すること、など複数の理由があるからです。しかしながら、今回は上記に加えてもう一つ大切な目的がありました。それは、姑と一緒に暮らすユリさんの“居場所”をつくることでした。

核家族の増えた近年では、以前ほどではなくなったかもしれませんが、一般的に家事を満足するレベルで遂行できるか否かは、嫁という立場にとって重大な問題です。臨床現場に従事していると、「ウチの嫁は外に働きに出て家事をろくにやらない…」「最近は便利な電化製品ばっかり使うから…」などと、いわゆる姑の小言のような話をしばしば耳にします。

今回のコラムに登場したユリさんの姑が上記のような人であったわけではありません。事実、私はユリさんの姑とも何度も話をしましたが、とてもユリさんのことを考えている優しい方であり、ユリさんに無理をさせないよう、自分が家事全般を代わりに行うと表明していました。しかしながら、姑が家事の代行を表明しているからといって、ユリさんが安心して療養できるわけではありません。嫁という立場は自宅内の仕事を全うする立場であり、姑はその遂行の評価者である、といった時代背景的な“印象”は根深いものがあります。妻として、嫁として、家事を満足に遂行することができないという事実は、ユリさんの心理的な居場所を奪うことと同じでした。

私たち作業療法士は、クライエントの作業の可能化を支援します。作業の可能化のために採用する手段は非常に柔軟で多様です。もしクライエント本人が、１人の力で作業に関わることができない場合、さまざまな代償手段を採用する場合もあります。その中には、近しい人の力を借りるという選択肢も含まれます。そのような手段を選択する際は、介助を担う人の負担を考慮し、効率的な介助方法の指導を行ったりと、介助者に対する介入も私たちは行います。

しかしながら、今回のユリさんがそうであったように、作業を遂行できないからといって、近しい他者に介助を依頼すればすべての問題が解決するというわけではありません。作業は人の立場や居場所をつくります。私たちは、クライエントの作業に関して、動作的な問題を解決することに終始するのではなく、その作業を遂行することが、クライエントにどのような立場や居場所を与えていたのかに関心をもちながら、柔軟な支援を行う姿勢が求められます。昔と比較して、さまざまな社会資源を活用できる現在だからこそ、上記の要素に対する感度を研ぎ澄ませる必要があるように感じます。

作業には表出しにくい意味もある

私たちは面接評価を通してクライエントの大切な作業に関する語りを共有します。その際にクライエントは、したい作業やしなければならない作業、周囲から期待されている作業など、さまざまな作業について言語化します。自身の作業について語るためには、内省する力やそれを言語化する力など、さまざまな要素が必要になります。セラピストとの関係性も影響します。作業療法士は、クライエントがどのような作業を希求しているかに加えて、その作業に内包された“意味”に強い関心をもちます。近年、“意味のある作業”というフレーズを頻繁に聞くようになりました。

上述したように、意味はクライエントの内省力や言語能力、セラピストとの関係性に影響を受けながら“語り”となって表出されます。加えて、意味には階層構造があります。例えば、私は少しでも多くの作業療法士がイキイキと臨床に従事できるよう、教育や研究、臨床、執筆、講演といった作業に関わっています。なぜなら、１人でも多くの障害をもった方たちが、自己実現的な生活を送ることができるような世の中をつくる一助となりたいからです。しかし私が行っているこれらの作業には、家族を養うという大切な意味もあります。さらには、妻や子どもにとって恥ずかしくない存在でいる、などといった意味もあります。社会システムの一部として作業の意味を俯瞰すれば、国民の一人として納税の義務を果たすなどといった意味もあります。そして利己的な側面として、自分自身が常に挑戦的で満足度の高い生活を営みたいといった意味もあります。

これらの意味はすべて同じ作業に内包されたものであり、どの意味を言語化して語るかは、語る相手との関係性や、自身のおかれた状況の緊急度などによって選択的かつ可変的です。一度表出され、記述された意味は固定されますが、本来作業の意味は動的なものです。作業療法士はこのような作業の意味が有する特性をしっかりと認識したうえで、クライエントの作業の側面にふれる必要があるでしょう。

ユリさんは、担当のＹさんに対して、家事ができなければ家での居場所がないことを語ってくれましたが、ユリさんのように正直な気持ちを表明せずに、別の意味にすり替えながら家事の再開を希望するクライエントもいるかもしれません。私たちは、クライエントの語りに真摯に耳を傾けます。しかしながら、作業の意味には階層があり、表明することに心理的な抵抗を感じる意味も当然あります。ユリさんが表出してくれた“居場所”に関する意味も、本来はあまり言語化したくない意味でしょう。作業療法士は、クライエントの語りを十分に傾聴しながらも、時代背景など、さまざまな情報を統合しながらクライエントが表明しにくい意味についても推察することが大切です。

作業と結びつくことができる外出や外泊

ユリさんは退院前訪問に加え、外出や外泊を数回行いました。その中で、担当のＹさんが大切にしていたことは、ユリさんにとっての意味のある作業を通して家族を結びつけることでした。

私たちは、頻繁にクライエントの自宅を訪問します。そこには、入院中に病院内で獲得した能力を自宅で発揮できるか否かを評価し、残りの入院期間で解決すべき課題を明確にする、家族に自宅環境下で介助方法を学んでもらうなど、さまざまな目的があります。現在では、入院前にクライエントの自宅に出向き、入院リハで行うべき支援をより早期に明確化することが普通になりました。このような取り組みは、クライエントが住み慣れた地域で生活を持続するための大切なプロセスです。しかしながら、限られた時間で実施する退院前訪問や外出訓練は、どうしてもADLについての安全性や効率性の確認・指導に終始することが多い印象があります。単位数などのノルマが厳しい昨今の臨床では、なおさら仕方がないことなのでしょう。

しかしながら、作業療法士は、クライエントの大切な作業を通して健康を支援する専門職です。ぜひクライエントの自宅で評価・練習を行うことができる貴重な機会を活かし、クライエントがさまざまな作業に関わる機会を提供したいところです。Yさんが退院前訪問の際に最初に行ったことは、ADL動作の確認や家族にどのような配慮をしてほしいかといった評価・指導でした。しかしYさんは、上記に加え、ユリさんの居場所をつくっていた家事についてかなり時間をかけて評価を行うとともに、ユリさんの作った料理を家族に食べてもらう機会を提供するなど、大切な作業を通してユリさんと家族を結びつける機会を重視しました。

入院当初は、家事をはじめとするあらゆる作業からユリさんを解放し、何もしなくてもよい生活を提供しようとしていた家族でしたが、ユリさんが嬉しそうに料理をする背中を見て、そして久しぶりにユリさんの作る料理を食べたことで、あらためて大切な作業を遂行しながら日々を過ごすことが、ユリさんの居場所をつくることなのだと実感することができたのです。

8 相対性を考慮する

Keyword

- 中立的に評価結果と向き合う
- 拒否すらできないクライエントもいる
- 状況に対する解釈は相対的
- 代理的体験を活用する

相対性を考慮する

先日、療養病棟で脳梗塞を再発したセイジさんが回復期リハ病棟に転棟してきました。セイジさんは５年前、定年退職直後に脳梗塞を発症。車椅子レベルで食事や排泄が可能になりましたが、身寄りがなく、療養病棟での生活を続けてきました。私は以前、療養病棟に配属されていたことがあるので、セイジさんのことをよく知っていました。セイジさんは明るく社交的で、周囲の人に積極的に声をかけ、いつも場を明るい雰囲気にしてくれる人でした。

回復期リハ病棟入院から１週間後の朝、科内のミーティングを終え病棟に上がると、看護師さんからの申し送りに「リハビリ拒否」の文字がありました。心配になった私はすぐに居室に向かいました。「セイジさん、看護師さんから聞きました。何か嫌なことがあったんですか？」私が質問すると、まるで遮断するかのような態度でただ一言、「何でもない」との返答。「今日は無理してリハをしなくて構いませんのでお茶を飲みにいきませんか」心配になった私は、セイジさんを地下のラウンジに誘いました。「セイジさん……何かあったのですか？　よろしければ話していただけないでしょうか」セイジさんはしばらく沈黙した後でゆっくりと話しはじめました。「新しい病棟はみんなすごいんだよ……廊下に出ればすれ違うのが大変なくらい、みんな歩く練習してるし……隣のベッドのアベさんなんて１日中運動しててさ……同じ日に入院したコバヤシさんなんて、もう１人でトイレに行けるようになったんだって……なんか……ここに来るまでは頑張ろうって気持ちだったんだけど、急にやる気が失せちゃってさ……悪いね……こんな話しして……」セイジさんは回復期病棟特有の活発な雰囲気の中で、どんどん目標を達成していく仲間を横目に自信を失っていたのでした。

私はセイジさんを作業療法室に誘い、一緒に他のクライエントの作業療法場面を見学することにしました。「セイジさん、あちらで上手に味噌汁を作っている女性の方は、先週料理の練習を始めたばかりなんですよ。1カ月前は1人でベッドから起きることもできませんでした。思いどおりにいかないときは、どうしても気持ちが後ろ向きになるものです。でも目標に向かってコツコツ頑張っていくと必ず結果がついてきます。今セイジさんの眼の前にいるたくさんの方たちも皆そうやってここまできました。病棟の雰囲気は確かにせわしないかもしれませんが、まずはすぐに解決できそうな小さな目標を1つ立てて、一緒に解決してみませんか？

私は時間をかけてセイジさんと話し合い、最終的に取り戻したい生活像を一緒に見据えるとともに、そこに至るまでにまずクリアすべき課題を共有しました。日々の協働の中で、肯定的な変化が生じた際は、一緒に振り返りを行い、自己認識の向上にはたらきかけました。また、セイジさんの変化に応じて、どのようなコミュニケーションが必要かについて、全職種でたびたび話し合いを行いました。セイジさんは少しずつ以前の明るさを取り戻し、2カ月後、再発以前と同様の生活を営むことが可能になりました。

回復期病棟のように積極的な介入を行う環境は、「手厚い支援を行うことができるすばらしい場所」という印象を“私たち”はもつかもしれません。しかしセイジさんがそうであったように、まだ自己の生活を統制できない段階にいるクライエントにとっては、まるで“優等生だらけの進学塾”にいるような印象を受け、劣等感にさいなまれてしまうこともあります。

人の有能感は、必ずしも能力に比例するわけではありません。所属する環境における他者と自分、自分が達成したい目標と現状……さまざまな状況が影響を与えています。

作業療法士は、クライエントの能力にのみ関心を向けるのではなく、クライエントがあらゆる相対性の中でどのような状況にあるのかを常に感じ取りながら関わることが大切です。

Keyword
・中立的に評価結果と向き合う
・拒否すらできないクライエントもいる
・状況に対する解釈は相対的
・代理的体験を活用する

中立的に評価結果と向き合う

私たちは日々の臨床の中で、クライエントの状況に合わせてさまざまな評価をしています。それは、検査・測定などの定量的な評価にとどまらず、会話や観察等も含めた多面的で包括的なものです。そして評価の結果から、クライエントがいま解決すべき課題を抽出しようとします。

評価結果を解釈する際に注意すべきことがあります。それは、安易に“意欲の低下”や“訓練拒否”といった解釈をしないことです。意欲の低下や訓練拒否といった状況は、セラピーの進行の妨げになるがゆえに、セラピストにとっては困った状況であり、その言葉はマイナスの感覚質を帯びています。

関節可動域に制限があったり、トイレ動作に介助が必要な状況の場合、セラピストはその情報を中立的に扱うことができます。しかしながら、意欲の低下や訓練拒否といった状況については中立的な姿勢で向き合うことが難しく、そのクライエントに対して苦手意識のような感情を抱いてしまうものです。

私たちの役割は、作業機能障害を呈したクライエントが、作業との関わりを通して健康になることを支えることです。作業機能障害をもたらしている原因は、人—環境—作業さまざまです。関節可動域制限が原因の場合、家族の理解が原因の場合、意欲が原因の場合…など、同じ名前の作業機能障害を呈していても、その原因は皆異なります。多面的な評価を通して原因を推測・特定し、その改善に向けて私たちはクライエントに関わります。

意欲が低下していることや、訓練を拒否してしまうような心理状態は、作業療法を進めていくうえで大切な評価結果の一つです。しかし私たちは、このような状況に対して中立的に向き合うことが容易ではありません。そもそも拒否されないことが私たちの目的ではないはずなのに、拒否されないためにマッサージだけを提供する、などといった介入に終始してしまうこともあります。

意欲が低下していたり、訓練を拒否されることは、セラピストが人格を否定されることではありません。クライエントは脳卒中など、大変なライフイベントを経験して私たちの前に現れます。また、身体障害に加えて、意識障害や高次脳機能障害など、冷静な判断が難しくなるような症状を抱えている場合も少なくありません。意欲の低下や訓練拒否は、あくまでも１つの評価結果です。できるだけ中立的にその状況に向き合い、クライエントを動機づけ、作業療法に主体的に参加できる状況を支えるためには、まず何から始めるべきかを柔軟に検討する姿勢が私たちには求められます（もちろん検討の結果、セラピスト自身の態度や関わる手段の変更が必要な場合も当然あります）。

拒否すらできないクライエントもいる

上述したような、意欲低下や訓練拒否とは無縁のクライエントがいます。毎日セラピストが行う指示に対して忠実に練習に励むクライエントは、セラピストにとっては“介入しやすい”対象でしょう。

しかしながら、ここで注意すべきことがあります。それは、拒否せずにプログラムに参加することが、必ずしも望ましい状況ではないということです。もちろん作業療法目標を十分に理解し、主体的に参加することができるクライエントもたくさんいます、しかしその中には、“拒否することもできない”クライエントもいるのです。

患者役割に従事する時間や、障害に対する悲観など、さまざまな原因によって主体性が損なわれ、自分で意思決定をする能動性をもてないクライエントがいます。私たちは、クライエントと接する時間の中で、クライエント自身が作業療法を理解し、目標指向的に参加しているのか、自分で意思決定しようとせずに、単に従順であるだけなのかを推察することが大切です。そしてその状況がもし後者であるならば、段階づけを行い、心理的な負担に注意しながら、クライエントが自分で考え、自分で行動選択する機会を意識的に提供していく必要があるでしょう。

昔、後輩が私のところに嬉しそうに報告にきたことがあります。その内容は、担当するクライエントが初めてリハを休みたいと言ってくれたというものでした。そのクライエントは、毎日しっかりと提供されるプログラムをこなしていました。しかし後輩は、その状況をとても心配していました。入院期間を通して、クライエントが自ら意思決定する場面がまったく見られなかったからです。後輩は些細な場面で、さりげなくクライエントの意見を聞いたり、選択を要する場面を設定するなどの関わりを頻繁に続けてきました。その関わりが功を奏した場面でした

拒否されないこと。それはラポールがうまくいっていることと同義ではありません。あくまでも“セラピストが”予定どおりにタスクをこなせるだけであり、その状況が必ずしもクライエントの健康を支援できているとは限らないのです。

状況に対する解釈は相対的

セイジさんは、回復期リハ病棟の活発な環境の中で、自信を失い悲観的な思考に支配されていました。私たちも同様に、職場内に、能力の高い同僚がいる、新しい環境になかなか慣れることができないなど、自身が所属する環境の影響で、一時的に自信を失うことはあります。

もちろん一番理想的な状態は、自分自身の能力を高めることで、自信を得ることでしょう。しかし人の能力は、そんなに短時間で大きく変化するものではありません。では、絶対的に能力の低い人は、自信をもちながら前向きに生活することはできないのでしょうか。

私たちは、日々いろいろな経験をしています。起床から就寝まで、ずっと経験の連続だと言い換えてもよいでしょう。その中で、さまざまな経験に対してそれぞれの解釈をしながら生きています。何かトラブルに見舞われたとき、自分のことを不幸だと解釈する人がいます。同じような経験をしても、大きなトラブルが起きる前に、気づくことができてよかったと肯定的な解釈をする人もいます。客観的には同じような経験をしたとしても、その解釈はさまざまです。

私たち作業療法士の仕事は、クライエントが大切な作業を通して健康になることができるよう支援することです。これは、生活に必要な“動作”の自立度の向上を支援することだけをさすわけではありません。生活する能力を高めながら、同時に自身の経験に対して、より肯定的な解釈をすることができるよう

支えることも含まれます。障害とともに生きる。それは健常者が想像するよりもはるかに大変なことでしょう。不可逆的な障害を抱えた人は、なおさらに自己の存在や日々の経験に対してどのような解釈をすることができるかが大切な要素になります。

ずいぶん前の話になりますが、今でも印象に残る2人のクライエントがいました。2人とも50代、妻と大学生の子どもがいました。2人とも片麻痺を呈して回復期リハ病棟に入院しており、ADLは自立したものの、移動は車椅子レベルで、歩行は軽度の介助が必要な状態でした。

客観的には同じような状況の2人でしたが、自身の状況に対する解釈の傾向が全く異なっていました。Aさんは担当のセラピストが考えたプログラムを毎日しっかりとこなしていましたが、「家族にあわせる顔がない」「お先真っ暗…死んだほうがマシ」が口癖でした。リハや食事の時間以外は臥床し、テレビを観るわけでもなく、不活発な毎日を送っていました。退院後、週2回のデイサービスを利用し、自宅内のADLも入浴以外は自立レベルを維持していましたが、デイサービス以外には外出することもなく、ときどき外来で顔をあわせても、悲観的な発言ばかりしていました。

一方でBさんは、「いつも仕事ばかりでカミさんに全部任せっぱなしだったから、家族ともっと向き合えって神様が俺を病気にしたんだと思う」「今までは立派に仕事をする姿を子どもたちに見せようって必死だったけど、これからは障害者になっても前向きに生きる姿を見せたいんだ」と、入院中からとても前向きでした。実際Bさんは、退院後、障害者の会に積極的に参加するようになり、同じ境遇の人を支えたり、養成校の授業で“クライエント役”として、被検者を演じるなど、いろいろな形で社会貢献をしながら日々を過ごしています。

入院中の2人の様子を思い出してみると、Aさんはリハに真面目に取り組みながらも、常に受動的だったのに対し、Bさんは、いつも担当のセラピストと話し合いながら、今後の生活について自分自身の状況を活用してどのように家族や社会に貢献できるのかを考えていました。そして担当のセラピストと一緒に、それを具現化しようと協働的に取り組んでいました。AさんとBさんを単純比較をすることはできません。もともとの性格、病巣、家族関係…いろいろな要素が関連します。しかしながら、Bさんのように、常に自分で解決すべき課題や実現したい希望について考え、セラピストと一緒にその考えを具現化し、そしてまた考える。その循環は確実にBさんにとって良い影響を与えていたと思います。

代理的体験を活用する

しかしながら、クライエント皆が自身の状況を冷静に捉え、前向きな思考をもてるわけではありません。悲観的な思考にさいなまれ、その状況から脱却できないクライエントも多くいます。そのような状況で、考える機会を提供し、クライエント自身に意思決定を求めることは、なおさら心理的な負担を増やしてしまう場合もあります。

そのようなときは、代理的体験という方法があります。代理的体験とは、“自分とよく似た境遇でありながら行動変容に成功している人”に注意を向け、その経験に“代理的に”ふれるというものです。今回のセイジさんがそうであったように、入院環境に身をおいていると、能力の高い人にばかり目がいってしまう、能力の高い人と自分を比較してしまうなど、自信を失ってしまうようなきっかけがたくさんあります。介助量が多く、自己統制に課題を抱えるクライエントであればなおさらでしょう。

私たち作業療法士は、クライエントに対して前向きになることができるような声かけを行いますが、言葉だけでクライエントの心理に前向きな変化を提供することは容易ではありません。クライエントよりも少しだけ早く課題を達成した他者に注意を向けるように促し、クライエント自身が「自分も少し努力すればあの人のようにできる」と実感できる経験を提供することは、クライエントが肯定的な思考・解釈を行うことを助けてくれます。

クライエントの絶対的な能力だけに関心を寄せるのではなく、クライエントが所属する環境との相対性の中で、何をどのように感じ、考えているのか、そしてその思考が行動にどのような影響を及ぼしているのかを常に考えながら、クライエントと協働する姿勢が作業療法士には求められます。

9 条件を整備する

Keyword

・作業を大切にするための条件
・作業を1つ失う影響を考える
・クライエントの声を聴くということ
・すべてを伝えるべきなのか

条件を整備する

大腿骨頸部骨折で手術をしたナオさんは、回復期リハ病棟に入院したその日から病棟の人気者でした。いつも満面の笑みで他の入院患者さんやスタッフに話しかけるナオさんに皆が元気をもらっていました。

ナオさんの担当は後輩のMさん。入院の翌日、まずは面接から評価を開始しました。Mさんは入院前の生活の様子や受傷時の様子をうかがいながら、ナオさんの内省を促し、家事やADL等、いろいろな情報を共有していきました。

その中でもナオさんが一番、イキイキと語った内容は、趣味についてでした。ナオさんは、気心の知れた仲間と一緒に長年舞踊を継続していたそうです。また、舞踊の稽古が終わったあとで、皆で食事に行ったり、毎年仲間と一緒に旅行に行ったりと、舞踊に関連したさまざまな作業がナオさんの楽しみだったそうです。

Mさんは、現在の荷重量や脱臼肢位等の説明をするとともに、安全に舞踊を再開できるように練習をしていくことをナオさんに提案しました。すると、急にナオさんの表情が曇りはじめました。Mさんは心配になり、ナオさんに表情の理由について質問しました。「長年仲間と一緒に舞踊を続けてきました。また舞踊ができるようになりたいってすごく思います。でも……今は舞踊のことなんて考えちゃいけないと思っています」、「そんなことはないと思いますよ、怪我をしても自分の大好きなことを続けるってすばらしいことだと思います」Mさんは説明をしました。しかしナオさんの考えは変わりませんでした。そこで、まずは脱臼肢位に注意しながら安全に自宅内のADLができることを目標に、作業療法を開始しました。

作業療法開始から2週間後、ナオさんは杖歩行レベルで病棟内ADLがすべて自立しました。「舞踊、またできるかもね……」ナオさんがふと呟きました。「そうですよ。リスクに注意しながら安全に動くことができていますし、舞踊を再開することは十分可能だと思いますよ」、「ちがうの……あのとき舞踊のことを考えちゃいけないって言ったのは別の理由なの。私は家事をこれまで1人で全部やってきたのね。舞踊の練習や発表会のときは、家中の家事をすべてこなして、家族の食事を作ってから家を出るようにしていたの。大変なときもあったけど、家事を全部こなすことで、気兼ねなく舞踊に没頭することができていたの。だから、もし家事が今までどおりできなかったら、後ろめたい気持ちが強くて舞踊に集中できないと思ったの。それであんなこと言っちゃったのよ」

家事を完璧にこなすことは、ナオさんが舞踊を楽しむための必要条件であり、家族への免罪符だったのです。Mさんは、退院後、家事の一部を家族に協力してもらうことを提案しましたが、ナオさんは「もし協力してもらえたらありがたいけど、自分が舞踊に集中できないと思う」とのこと。そこで気兼ねなく舞踊を楽しむことができるように、入院前のレベルで家事を遂行することを目標に加え、協働を継続しました。大好きな趣味と、その趣味を楽しむために必要な作業を明確にして、それを作業療法目標に明文化したことで、ナオさんの作業療法場面での主体性や積極性はこれまで以上のものになりました。Mさんは、あえてナオさんには伝えずに家族と面談を実施。ナオさんの思いを代弁するとともに、ナオさんが後ろめたさを感じないような、さりげない家事援助の方法について相談と指導を行いました。目標を修正してから2カ月後、3度の外泊を経てナオさんは自宅へと退院。退院からさらに1カ月後には舞踊も再開することができました。

作業の意味や価値は、他の作業やその作業の遂行状況によって変化します。クライエントが、自分の大切な作業を大切にし続けることができるように、その作業の意味や価値を支える条件を整備することは作業療法士の大切な役割です。クライエントの生活全体を俯瞰すること、一つひとつの作業をしっかりと捉えること、作業療法士には両方の視点が必要です。

Keyword

・作業を大切にするための条件
・作業を１つ失う影響を考える
・クライエントの声を聴くということ
・すべてを伝えるべきなのか

作業を大切にするための条件

ナオさんにとって舞踊が大切な趣味だったように、誰もが何らかの趣味をもっています。趣味はアウトドアや旅行など、お金や時間をかけて行う作業ばかりをさすわけではありません。漫画を読む、散歩をするなど、簡単に遂行することができるものでも、当事者が趣味だと思えば立派な趣味です。趣味は遂行しなければ生きていけない作業ではありませんが、楽しみや気持ちのリフレッシュなど、人の生活にポジティブな影響を与えてくれます。種々の理由で障害を呈したクライエントにとっても、日常生活に趣味と呼べる作業があることは、とても大切なことでしょう。

しかしながら、趣味は義務を伴わない作業であるがゆえに、他の作業の遂行状況の影響を受けやすいという特性があります。私にも読書や芸術鑑賞、ドライブなどいくつかの趣味がありますが、仕事が満足にできなかった日は、趣味に没頭しようという気持ちにはなれません。毎日ある程度の水準で生産者としての責任を果たしているという感覚があるからこそ、趣味にも気持ちを向けることができます。義務を伴わない嗜好的な作業だからこそ、義務を果たしているかどうかが影響するわけです。

もちろんすべての人が私と同じような感覚をもっているわけではありません。生産者役割から引退し、悠々と趣味を楽しみながら生活する人もいます。義務作業がうまく遂行できなかったストレスを趣味で解消しようとする人もいます。私たち作業療法士にとって大切なことは、クライエントの“義務ではないけれど大切な作業”を、クライエントが大切に遂行できるための条件に関心をもつということです。

作業療法士は、緊急度にかかわらず、クライエントにとって大切なさまざまな作業を等価に扱う珍しい職種です。緊急度の高い作業にばかり偏向せずに支援できるということは、クライエントの生活の質を支えるうえでとても価値があります。だからこそ、作業一つひとつを単体で評価・支援するのではなく、クライエントが認識している作業の意味・価値は、他の作業の遂行状況によってどのような影響を受けるのかについても関心をもつことが大切です。

作業を１つ失う影響を考える

作業同士の関係性は、クライエントの主観的な意味や価値に影響を与えるだけではありません。クライエントの生活全体にさまざまな影響を与える可能性があります。もしも今回のコラムに登場したナオさんが、舞踊を再開しなかった場合を考えてみましょう。舞踊を再開しないことは、これまで舞踊を通して関わりのあった仲間と交流する機会を減少させてしまうかもしれません。また、舞踊や交流の機会が減少することで、ナオさんの外出機会も減少する可能性があります。交流機会や外出頻度が減少することは、心身の廃用症候群を進行させるかもしれません。1つの作業に問題が生じると、その他の作業にも影響を及ぼし、結果として生活全体にも影響が及ぶ場合があるのです。

以前私が勤務していた病棟に、マラソンが大好きなAさんが入院していました。Aさんは、仕事中の怪我で左右の踵骨骨折をした方です。もともと肉体労働をしていたAさんは、ストイックに毎日のリハに取り組み、当初の予想よりもかなり早く独歩でのADL自立を達成しました。退院がみえてきたある日、主治医のムンテラがありました。ムンテラの内容は、日常生活には制限はないが、今後はマラソンは控えたほうがよいというものでした。骨折は治癒し、日常生活には問題がないレベルにまで回復したものの、粉砕骨折をしていたAさんの踵は、長時間のランニングには耐えられない状態だったのです。結局Aさんは、しばらくしてから自己の現状を受け入れ、マラソンほど足に負担をかけないアウトドアをはじめました。

現在はキャンプなどを通して昔の仲間との交流を楽しんでいるAさんですが、ムンテラを受けた当時の落胆は相当なものでした。受傷前は毎日早朝から走り込み、休日はさまざまな大会にも出場していたAさん。交友関係もほとんどがマラソン関連の人たちでした。自宅でADLが自立し、現職復帰を果たしたAさんは、第三者から見れば問題なくリハが進んだケースでした。しかしながら実際は、大切な作業を1つ失ったことで、しばらくの間、毎日の習慣や休日の過ごし方など、生活全体が大きく変化してしまったのです。

クライエントの声を聴くということ

私たちは、作業療法という方法を通して個別支援を行っています。その内容は、人の作業を扱うがゆえに非常に多様ですが、自宅退院率やADL自立度など、一般化された指標の中で成果を判断されることもまた事実です。

コラムに登場したナオさんや上述したAさんは、2人とも入院中に歩行ADLを獲得しました。一般化した成果指標の中では優秀なクライエントです。しかし実際は、大切な作業の遂行に問題を抱えていました。“たった1つ”の作業に問題を抱えていることが、当事者の生活に大きな影響を与えていたのです。

多くのセラピストは、医療・介護保険など、社会資源に従属した形で報酬を得ながらクライエントの支援を行っています。上記のような一般化された成果指標の中で、できるだけ優秀な結果を残すことは使命でもあります。しかしながら、一般化とは、個別性を排除することで成されます。

ナオさんやAさんがそうであったように、人はみなADLだけで生きるわけではありません。ADLを土台に、就労、家庭維持、養育、交流、楽しみなど、さまざまな作業に従事しながら自分らしい生活を営んでいます。そしてこれら一つひとつの作業は、他の作業と影響を与えあっているのです。人と作業の関係はとても複雑です。

だからこそ私たちは、クライエントの声に耳を傾けます。クライエントの話を聴くということは、病前にどのような作業を行っていたのかを聞き取ることではありません。ADLなど一般化された作業の枠を超え、“眼の前のクライエントにとって”大切な作業に関する情報を共有すると同時に、多数の作業で構成されたクライエント固有の生活を包括的に捉えながら、作業同士が与えあっている影響についても関心を寄せることです。そして理想的には、それらをクライエントと一緒に確認しながら具体的な目標設定へと反映させていくことができれば、より協働的な作業療法が可能になり、クライエントを健康へと導く条件を整備することにつながります。

近年、クライエントの生活を構成するさまざまな作業の中から1つの作業を抽出し、目標とする傾向があります。もちろん“今取り組むべき”標的課題を明確にすることは必須です。しかしながら、上述したように人の作業は単体で意味をなすものではありません。標的課題を明確化しながらも、クライエントを作業的存在として捉え、標的とした作業を通した健康に必要な要素を俯瞰的に捉えることが大切です。そのためには、恣意性を排除したクライエントとの相互交流が求められます。

すべてを伝えるべきなのか

ナオさんが自宅へ退院するにあたり、担当のMさんは家族に対して家事援助の方法について指導を行いました。通常であれば、クライエント本人も交えて3者で行うことが理想かもしれませんが、今回は“あえて”そうしませんでした。その理由はナオさんができるだけ遠慮をせずに自分らしい生活に戻ることができるようにするためです。家事をしっかりと遂行することが、舞踊を楽しむための免罪符となっていたナオさん。もしも家族がいろいろな配慮をしてナオさんの家事を支えようとしていることがわかったら、きっとナオさんは後ろめたさを感じ、入院前のような気持ちで舞踊を楽しむことができなくなるかもしれません。もちろんそこまでの配慮が必要ないクライエントもいるかもしれませんが、日々の関わりの中で、担当のMさんは上記のような配慮をしながら家族に介入する必要があると判断したわけです。

まだ私が駆け出しの頃、こんなことがありました。担当していたクライエントBさんのサービス調整会議に参加したときのことです。Bさんは軽度の右片麻痺を呈した70代の男性です。妻を早くに亡くし、息子夫婦と一緒に生活していました。Bさんの退院に向けた会議には、ケアマネージャー、看護師、息子、息子の妻、理学療法士、作業療法士、そしてBさん本人が参加し、退院後に使用する介護保険サービスについて話し合いを行いました。

セラピストや看護師が現在の状態について情報提供を行い、それらの情報を踏まえたうえで、ケアマネジャーを中心にケアプランを提案していきました。そんな“よくある”風景の中で問題は起きました。それは同席していた息子の妻の発言でした。ケアマネジャーが、訪問リハやデイサービスなどの利用を提案するたびに、妻は「それはいくらかかるんですか？」「そんなにかかるんですか？」とお金の話を切り出します。身体的な介助やリスク管理についての情報提供をしても「1日何回しなきゃいけないんですか？」という発言を続けました。お金の問題や身体介助、リスク管理の問題はきれいごとではありません。妻の発言は、当然の意見といえるでしょう。問題は、その場にBさん本人が同席していたということです。

Bさんは会議中ずっと苦い表情を浮かべながら視線のやり場に困っていました。当然ケアマネジャーから意見や希望を求められても「何もない」と一言つぶやくのが精一杯の状況でした。会議後、参加したスタッフに、まずは本人以外の関係者のみで話し合いをするべきだったのではないかと私は切り出しましたが、重篤な障害がないかぎり、当事者が意思決定の場に参加するのがルールとのことでした。

そもそも当事者の同席を重視するのは、本人の意思や考えを反映しないパターナリズムが横行することを避けるためです。多くのクライエントは、何らかの障害を呈し、身体的、経済的に他者の力を必要としています。ただでさえ負い目を感じてしまうような状況で、自分が他者に負担をかけていることを目の当たりにする。いくら形式上当事者が同席し、本人の意思決定機会を用意したとしても、本人の遠慮や後ろめたさを助長するような話し合いでは本末転倒でしょう。目的を忘れ形骸化した手段の実行は、表面的にはルールを守っているように見えて、実際は本来の目的に反する結果をもたらす可能性があるのです。

私たちは、クライエントの生活を支援しています。生活を支援するということは、生活動作を支援するという狭義の概念ではありません。生活支援を狭義に捉えてしまうと、支援自体も動作練習や物理的環境の加工など、限られたものになります。クライエントを生活する主体と捉え、クライエントが自己実現的な生活を営むことができるよう、包括的に必要な条件を整備することが大切です。

10 資源を活用する

Keyword

- 作業療法士は何の専門家なのか
- クライエントの課題をシェアする
- 自由度をあげる仕組みをつくる
- 外来リハや訪問リハの意義

資源を活用する

今にも初雪が降りそうな12月の上旬。その日、11時を過ぎたころにマリさんが作業療法室に顔を出しました。20代で脳梗塞を呈し、左手に重度の運動麻痺が残存しているマリさんは、仕事をしながら幼い子どもを女手ひとつで育ててきました。今日は、“ある課題”を解決するために外来リハにやってきたのです。

その課題とは、寝室に石油ファンヒーターを運ぶことでした。マリさんは、毎晩子どもが寝る時間になると、居間のファンヒーターを寝室に運び、部屋を温めていました。しかし片手でヒーターを持つことはできないため、畳と廊下、部屋の敷居をゆっくりと引きずりながら運んでいたそうです。マリさんは片手でヒーターを運ぶことに不安を感じていました。また、畳や廊下は傷だらけになり、引きずる際の音もうるさいため、何とか解決したいと作業療法室にやってきたのでした。

マリさんの担当はSさんです。Sさんは事前にマリさんから相談を受けていたため、ヒーターの底面に固定するストッパーのついたキャスター付きの台を作製してマリさんを待っていました。Sさんとマリさんは、ヒーターのサイズや自宅内の動線を確認した後で、台の上にヒーターを模した箱を固定し、安全に移動できるかどうか確認を行いました。

マリさんとSさんの作業療法は不定期です。毎週のようにマリさんが来室する場合もあれば、数カ月まったく連絡がない場合もあります。なぜなら、マリさんは作業遂行上の課題を解決するために外来作業療法を利用しているからです。

これまでにもマリさんは、家事や子育てに関する問題に加え、「箸でお茶漬けを食べたい」等、いろいろな課題をSさんと解決してきました。そのたびに担当のSさんは、職場の仲間に相談し、皆でアイデアを出しながら解決策を考えてきました。過去にマリさんが「もう一度スキーがしたい」と言ったときには、実際にSさんがスキー場に同行し、インストラクターと三者で解決策を考えたこともありました。マリさんがいろいろな課題を提起し、それをスタッフ皆で解決しようと試行錯誤するプロセスの中で私たちも“鍛えられて”きたのです。

なぜマリさんは、外来作業療法を自己実現のためにうまく活用できるのでしょうか。マリさんとＳさんは、なぜこのような関係性を築くことができたのでしょうか。その要因の一つは、マリさんが、１人で子育てをしなければならない環境になったことのように感じます。守らなければならない存在がいて、眼の前に解決しなければならない課題が山積している状況が、結果的に理想的な作業療法への参加形態をもたらしたのかもしれません。しかしそれだけではありません。担当のＳさんをはじめ、これまでにマリさんに関わった担当者は、悩み悲観するマリさんの、どんな些細な話でもすべて傾聴しながら、一緒に解決していく姿勢を大切にしていました。まさに伴走者のように寄り添い続けたのです。入院リハからの“寄り添い”のリレーが、マリさんの信頼を得ることにつながり、良好な外来リハの形態につながったのだと思います。

外来リハは、しばしばプログラムの内容や終了時期が議論の対象になります。明らかな変化がないまま長期間にわたって機能訓練が提供されている。目標を達成していながらも、クライエントが頑なに終了を拒む等がその理由であるように感じます。実際、クライエントの多くは医療機関と“つながっている”ことに安心感を感じますし、リハの終了を、“目標を達成した”ではなく、“あきらめ”と同義に捉える方もいます。

しかしながら、明確な目標のないリハの継続は、クライエントが前を向くための意思決定を先延ばしにし、結果的にクライエントが作業的存在としての健康を取り戻すための機会を奪っているのかもしれません。クライエントがOTという資源を活用できるよう、どのような環境因子であるべきか。それを問い続け、体現し続けることはOTの大切な姿勢です。

Keyword
・作業療法士は何の専門家なのか
・クライエントの課題をシェアする
・自由度をあげる仕組みをつくる
・外来リハや訪問リハの意義

作業療法士は何の専門家なのか

このコラムに登場したマリさんに対する作業療法支援を考えるとき、とても大切な要素となるのが作業療法という専門性に対するクライエントの理解です。コラムを読むと、マリさんが作業療法士の専門性を理解して、自分の生活をよりよいものにするために、作業療法サービスをうまく活用している様子がわかります。多くの臨床家が、「もっとクライエントが作業療法を理解してくれたら仕事がしやすいのに…」などと思ったことがあるかもしれません。

私たちは作業療法士なので当然作業療法をよく知っています。しかし社会全体で考えると、非常に知名度の低い仕事であることは明らかです。ではどうすればクライエントの作業療法に対する理解を深めることができるのでしょうか？　実際に大切な作業が可能になるプロセスを通して作業療法の専門性を理解してもらうことも大切ですが、まずは作業療法についてわかりやすい説明を行うことが大切です。あたり前のように聞こえるかもしれませんが、多くの作業療法士は、自分の仕事をクライエントに説明するというあたり前のプロセスを十分に行っていません。「作業療法士は応用動作を練習します」「生活リハビリをします」確かにそのとおりですが、伝わるでしょうか。そしてあまり信じたくありませんが、過去に「基本的には理学療法も作業療法も同じです」などという説明を受けたクライエントもいたようです。もちろんクライエントは何らかの障害を呈しています。すべてのクライエントにわかりやすく伝わる魔法のワードはありません。クライエントの生育歴や認知機能、心理状態を加味しながら、イメージしやすい言葉を選んで説明を行う必要があります。

クライエントに作業療法の専門性を理解してもらう理由は、自分とクライエントが効果的な協働を行うためだけではありません。多くのクライエントは、急性期、回復期など、複数の環境を経て住み慣れた地域へと戻っていきます。その後、訪問や各種通所サービスを利用することも多いでしょう。今自分がクライエントとどのような関係を築いているか、クライエントは自分のことをどのように認識しているのか。それはクライエントが次に所属する環境で出会うセラピストとの関係性にも影響を与えるのです。

私は長年回復期リハ病棟に従事していたので、複数の急性期病院からクライエントを受け入れる立場でしたが、どの急性期病院に入院していたのかによって、作業療法に対する理解にかなり差がありました。ある病院から転院してきたクライエントは、生活に必要なことや取り戻したいことを目標として一緒に取り組んでいくという理解を示してくれていましたし、別のある病院から転院してきたクライエントは、口を揃えて皆「向こうの病院みたいにたくさん揉んでください」と言ってきました。作業療法士は、クライエントの作業療法に対する認識はリレーされていくということを十分に考慮しながら協働を行うべきでしょう。

クライエントの課題をシェアする

最近「クライエントが作業療法を理解してくれない」「作業レベルの課題を共有できない」といった声をよく耳にします。しかしながら、もしすべてのクライエントが作業療法を理解し、自身の生活を内省したうえで、作業療法士に解決したい作業レベルの課題を表明してくれたら、私たちはクライエントのあらゆる期待に十分に応えることができるでしょうか？

作業レベルの課題は人それぞれですし、クライエント自身の状態や、その作業を遂行する環境もさまざまです。定型化することができない課題を解決していくためには、知識、経験、柔軟な思考など多くの要素を必要とします。１人であらゆる課題を解決できれば理想かもしれませんが、作業療法士はスーパーマンではありません。当然、得手不得手があります。自分１人で解決することが難しい課題に直面することは多々あります。自分が導いた解決策が最適解ではないと感じるときもあります。大切なことは、次にどのような行動をとるかです。

マリさんを担当していたSさんは、この部分がとても優れていました。Sさんは、解決すべき課題があると、その課題を積極的に他のスタッフと共有し、少しでもよりよいアイデアを創り出そうとしていました。昼食時や夕方には、よくSさんのクライエントについて皆で話し合い、道具の作成が必要な場合は、皆でホームセンターに行くこともありました。スタッフ皆で相談することで、当然のことながらたくさんのアイデアが生まれました。このような取り組みは、クライエントにとって利益になるだけでなく、同じ所属の若いスタッフたちにとっても、先輩の頭の中を覗く貴重な機会になっていました。

作業療法では、クライエントが所属環境の中で作業を行う際に生じる課題を扱います。クライエントの状態や、クライエントが所属する環境はそれぞれ異なるため、当然理想的な解決方法もさまざまです。

だからこそ私たち作業療法士は、1人で課題を抱えるのではなく、皆で課題を共有しながら最適解を導こうとする姿勢が大切です。

自由度をあげる仕組みをつくる

作業療法はクライエントの大切な作業に焦点を当てた介入をする特性上、まとまった時間を必要とする場合があります。外出を必要とする練習や、調理練習などは代表的なものだと思います。このような場合、1人のクライエントにあまり長い時間をかけてしまうと、他のクライエントに関わる時間が相対的に減少してしまうという問題が生じます。

私が所属していた回復期リハ病棟では、そのような不利益が生じないように代行制度を柔軟に活用していました。基本的に代行制度は、365日体制によるシフト勤務のために生まれた制度です。シフト制ですから毎日誰かが休みをとっている状態になります。そこで、担当者が休みの日でも、クライエントにしっかりとリハを提供できるようにするのが代行制度です。私の所属していた病棟では、1日の目標単位が16単位でしたので、1人のセラピストが4〜5人のクライエントを担当し、毎日プラス1名の代行を行うのが平均的な業務量でした。

代行制度はあくまでも休みのスタッフを補助することが基本ではありますが、このシステムは適材適所の作業療法を提供するために有効活用できます。つまり、今日は外出・買い物練習に行きたい、今日は家族7人分の食事を作ることができるか時間をかけて評価をしたい、など、どうしても1人のクライエントに時間をかける必要がある場合に、自分のクライエントの担当を他のスタッフに代行してもらうのです。そうすることで時間的な制約を排除した状態で、必要な評価や練習を行うことができます。

また、このような考え方は、作業療法士同士だけで用いるべきではありません。多職種連携にも活用できます。私が所属していた回復期リハ病棟は、作業療法士、理学療法士、言語聴覚士が多く配置されていましたが、クライエントの障害や目標、時期によって、どの職種が手厚い支援をするべきかは当然異なります。他職種とも話し合いを行いながら、必要単位を適宜分配することが理想です。極端な例ではありますが、作業療法が8単位、理学療法が1単位などという日もあるわけです。

このように、作業療法士同士や他職種と柔軟に単位分配をするようになると、アウトプット能力も鍛えることができます。なぜこのクライエントに○単位必要なのか？　を説明する必要があるからです。単位数はクライエントに与えられた貴重な権利です。安易に“○○練習がしたいから”では誰も納得してくれません。十分な評価を行い、クライエントや同僚、他職種に対して、“今その練習がなぜ必要なのか”をしっかりと説明・共有する必要があります。しっかりと評価を行い、結果を共有することで、適宜、適材適所に必要単位を振り分けることが可能になるわけです。

外来リハや訪問リハの意義

今回のコラムは、外来リハの意義についても示唆を与えてくれています。外来リハで提供されるプログラムは、クライエントの状況によって多岐にわたりますが、外来リハを利用するクライエントは、大きく2種類に分かれる印象があります。

一つは、住み慣れた場所で生活を継続しながら、その中で生じる作業レベルの課題を解決するために外来リハを利用しているクライエントです。こちらは外来リハの存在意義を理解し、うまく活用できているクライエントといえるでしょう。今回のコラムに登場したマリさんがそうであったように、作業レベルの課題を解決するための外来リハは、クライエントが住み慣れた地域でよりよい生活をするために、とても有意味であると感じます。

もう一方は、明確な目的がないまま外来を継続するクライエントです。毎週同じ曜日になると来院し、いつもどおりのプログラムをルーティンワークのようにこなし帰宅する。そしてまた次の週になると同じ内容を繰り返す…。コラムの中でもふれていますが、明確な目的はなく、リハ施設とつながっていることに安心感をおぼえているクライエントです。もちろんこのような形態に全く意味がないとは思いません。外来リハが外出の機会になっていたり、外来リハを通して他のクライエントとの交流が継続されるなど、いくつかの意味があるかもしれません。しかしながら、それは本来外来リハを継続することによって維持するべき作業ではないでしょう。

外来リハで作業レベルの課題を共有しやすいかどうかは、それまでにクライエントが経験したリハの内容に影響されます。

急性期、回復期とさまざまな時期を経験する過程で、クライエントが作業療法を理解し、自身の生活に目を向けた状態で住み慣れた地域に戻ることができれば、マリさんのように外来リハを活用できるようになる確率は高まるでしょう。

また、作業療法室内で展開されている他のクライエントの作業療法の内容も影響します。いくら特定のクライエントと作業に焦点を当てた良好な協働関係を築こうと思っても、同じ作業療法室内で他のセラピストがクライエントに、明確な目的のない機能訓練をエンドレスに提供していたり、毎回同じようなプログラムをただ実施していたら、どうでしょうか。その景色を見ているクライエントも同様のプログラムを望むようになってしまうかもしれません。どんなにイキイキと生活を営むクライエントであっても、機能回復に対する希望は生涯もち続けています。自分のまわりでどのようなリハが提供されているのかは大きな関心ごとでしょう。自分以外のクライエントが機能訓練にばかり従事していたら、機能訓練への関心が、作業レベルの課題に対する関心を上回ってしまうかもしれません。

目標指向的な外来リハを提供するためには、急性期から作業療法のリレーをしっかりと行うこと、また、あたり前に作業に焦点を当てた実践を行う環境を整備すること、この２つが必要です。

11 痕跡に接続する

Keyword

- 実行している手段の目的を明確にする
- 理解者という〝感覚〟を大切にする
- 最も柔軟な環境因子であり続ける
- さりげなく丁寧に研ぎ澄ます

痕跡に接続する

重度の認知症を抱えるキミさんが、廃用症候群やBPSD（認知症の行動・心理症状）の改善を目的に回復期リハ病棟に入院してきました。入院直後から病棟の中を歩き回り、「私はどこに行けばいいんですか？」と、すれ違う人、皆に質問しながら、不安そうな表情を浮かべています。

前院からの申し送りには、“昔から歌うことが大好き”との情報が記載されていました。転院時の各書類を確認し、さっそく私は不安そうに歩き回るキミさんに声をかけ、一緒に作業療法室へと向かいました。作業療法室には、料理の練習をする人、習字をしている人、PCの練習をしている人……さまざまな作業に従事する人たちがいました。

「すばらしいお部屋……病院にこのような場所があるんですね」キミさんはさっきまでの不安そうな顔が嘘のように笑顔になりました。

私は奥の本棚から歌集を取り出し、キミさんの前に差し出しました。「キミさん。先ほどお部屋で上手に歌っていましたが、歌がお好きなんですか？」キミさんはついさっき入院したばかりです。居室で歌ってはいませんでしたが、初めて会った私が歌が好きな事実を知っていたら不審に思うかもしれないと思い、あえてそう切り出しました。

「歌は昔から大好きなんです。料理をするときも、洗濯物をたたむときも、いつも歌っているんです」、「そうなんですね。この部屋は自分の大好きなことや大切なことをするお部屋なんです。よかったら私と一緒に歌いませんか？」、「ほんとうに歌っていいのかしら……何だか夢みたいです」入院初日からキミさんは私のことを“歌の先生”と呼ぶようになりました。前院からの申し送りには、毎日16時ごろから落ち着きがなくなるとの情報が記載されていたので、基本、介入時間を夕方に設定しました。

翌日からキミさんは、作業療法室で歌を楽しむようになりました。毎日、中庭の花を眺めてから作業療法室へ。その後、棒体操やフーセンバレー等の全身運動を行ったあと、歌集を見ながら5〜6曲を歌いました。70歳までコーラスグループに所属していたそうですが、作業療法室で選択する曲はいつも、小学校時代に歌っていた唱歌でした。キミさんが歌集の文字を認識することに手間取っているときには、さりげなく私から曲の提案を行いました。提案する曲は、基本的に前日キミさんが歌った曲にしました。曲名を伝え提案するのではなく、私から自然に歌い出すようにしました。

キミさんは自分が入院していることを知っています。でもなぜ入院しているのかは知りません。私の顔を覚えていますが名前は知りません。私が味方であること、私は歌の先生であること、"あの部屋"に行けば大好きな歌を歌うことができること……。楽しい感覚質をまとったおぼろげな記憶と、毎日声をかけてくる私や作業療法室で流れる時間を、歌という作業を通して不確実にもつなぎながら、キミさんの経験は更新され続けます。私は言語での説明や確認にはまったく重きをおかずに、あくまでも作業を通して、キミさんに毎日訪れる混乱や不安を塗り替えるようなイメージをもちながら、キミさんとの作業療法を続けました。

入院から約3カ月後、キミさんの廃用症候群は改善し、BPSDもほぼ出現しない状態で、当初から予定していたケアハウスへと退院しました。

私たちは日々の臨床場面で、認知機能に問題を抱えた人と関わります。もちろん可逆的な障害に対しては、改善を図るための支援も状況に応じて必要でしょう。しかし作業を通して諸機能の回復を支援すること、作業ができるように支援すること、作業をする機会を提供すること。いずれの手段を選択する場合であっても、その選択の理由は、クライエントが満足のいく形で環境に適応することであるべきです。作業療法は"適応の科学"といわれます。

クライエント自身を構成してきた過去の経験や記憶の痕跡と、眼の前で絶え間なく更新される時間を埋める作業を接続しながら、クライエントの適応を支援することは、作業療法士のもつべき大切な力です。

Keyword
- 実行している手段の目的を明確にする
- 理解者という“感覚”を大切にする
- 最も柔軟な環境因子であり続ける
- さりげなく丁寧に研ぎ澄ます

実行している手段の目的を明確にする

作業療法士は、臨床場面で認知症を呈するクライエントと関わることが少なくありません。近年認知症者の数が増加し、今後ますます認知症者と関わる頻度は増えていくでしょう。

臨床場面に身をおいていると、しばしば“気になる場面”に遭遇します。それは、「○○さん、私誰だかわかりますか？」「○○さん私の名前おぼえていますか？」という声かけです。なぜそのような質問をするのか、理由をセラピストに確認すると、「認知機能を賦活するため」などの理由が返ってきます。しかしクライエントの主観的世界を想像した場合に、その質問はどのような意味をもつのでしょうか。おぼえているかどうかを確認する質問には、“私は眼の前にいる人の名前を想起することができない”という事実をクライエントに突きつけているという、もう一つの側面があることを質問者は認識している必要があります。クライエントは医療者が行う質問によって、その文脈の中でさらに認知症者になっているという事実を理解する必要があります。

リアリティーオリエンテーションなども同様の側面があります。クライエントの状態を理解し、クライエントが自己防衛したり混乱をきたさないよう、十分な配慮をしながら行われるのであれば一定の効果を認めるのかもしれませんが、安易に記憶を確認するような手段の実行は、セラピストの中に“中核症状にはたらきかけるセラピーの一つ”というような大義名分があったとしても、結果的にクライエントの混乱を助長し、BPSDの増悪等にも影響を与えてしまうかもしれません。

私たちは経験的・習慣的にクライエントに提供している手段が多々あります。もちろんその多くは、クライエントにとって利益をもたらすものなのだと思います。しかしながら、上述した声かけがそうであるように、盲目的に実行された手段によって、知らぬ間にクライエントを混乱させ、症状を悪化させてしまうこともあります。その事実を私たちは真摯に受け止め、自分たちが経験的・習慣的に提供している手段の一つひとつについて、クライエントの主観的世界を想像しながら、その目的を問い直す作業が必要かもしれません。

理解者という"感覚"を大切にする

まだ駆け出しの頃、職場の移動で介護老人保健施設（老健）に勤務していたときのことです。私が所属していた法人は、当時ですでに50名以上の作業療法士を抱える大所帯でしたが、系列の老健は、毎年出向という形で若いスタッフが持ち回りで勤務することになっていました。私は日々悩みながら、介護福祉士や看護師と相談しながら100人のクライエントを担当していました。

その中にピック病を呈したクライエントのAさんがいました。AさんはBPSDが強く、毎日不安そうな表情を浮かべながら施設内を徘徊していました。さまざまなテキストや文献を参考に、私はAさんが少しでも落ち着いて過ごすことができるよう、日々はたらきかけを行いました。しかしあらゆる手段は功を奏さず、時間だけが流れました。

ある日、私は系列病院に勤務する先輩に電話をかけました。先輩にAさんの症状について一通り説明した私は、Aさんに効果的な訓練プログラムについての助言をもらえると期待していました。しかし先輩の助言は、当時の私の予想とは全く異なるものでした。「どんなに時間がたっても、どんなに工夫をしても、Aさんはきっと君のことを理解できない。でも君が眼の前に現れたとき、Aさんが君のことを味方だと感じることができるように、そのために何ができるかを考えなさい。そしてそれがうまくいったら、施設の皆で同じことができるようにしなさい」とても抽象的な助言でしたが、私は自分の考え方を改める良い機会をもらいました。

それまでの私は、どうすればAさんが自分のことをおぼえてくれるか、どうすればレクリエーションに参加してくれるか、そのようなことばかり考えていました。つまり、私が思い描く状況に、どうすればAさんを近づけることができるかばかり考えていたことに気づいたのでした。それからというもの、私はＡさんへの関わり方を大きく変えました。時間があるときはいつもＡさんの近くに寄り添い、Ａさんから話しかけられたときだけ、受容的な態度で接するようにしました。Ａさんが自宅へ帰りたいと言ったときは、途中まで送っていく旨を伝えて一緒に散歩をしました。Ａさんが食事を摂ろうとしないときは、「僕が代金を払ってきます」とステーションに向かいました。あくまでも自然に、いつもＡさんの近くに存在し、Ａさんに自己防衛させず、Ａさんの心配や混乱の理由を推察し、さりげなく解決し続ける。そんな存在であり続けるよう努めました。

少しずつＡさんの私に対する態度は変化していき、いつしか落ち着かないときは私のそばに来てくれるようになりました。そのような関わりを続けながら、あくまでも“感覚レベル”で私はＡさんとの信頼関係を涵養していったのです。

最も柔軟な環境因子であり続ける

Ａさんとのエピソードを思い出すと、あらためて作業療法は多様な仕事なのだと感じます。人の作業遂行とは人—環境—作業の連環です。クライエントにとってよりよい作業遂行状態を整備するために、作業療法士はあらゆる手段を柔軟に用いて支援を行います。作業療法を知らない人が作業療法士の仕事を見ても、どのような文脈を観察するかによって、全く異なる仕事をする人に見えるかもしれません。

作業療法士は常に、“今自分はクライエントにとってどのような環境因子であるべきか”を問いながら自己を柔軟に変化させます。あるときは教師になり、あるときはクリニクラウンを演じ、またあるときは伴走者のように隣に寄り添い、あるときは無知で教えを請う立場を演じたりもします。クライエントにとって作業療法士は最も柔軟な環境因子と言い換えることができます。

クライエントは提供するプログラムによって変化するのではありません。自ら変わるための力を環境から与えられます。正確にいえば、クライエントにとってはプログラムを提供される状況も環境因子なわけです。今クライエントにどのような環境を提供するべきか、その問いから導かれるべき答えの中には、作業療法士の表情や言葉、物理的な環境設定、練習プログラムなど、用いる手段のすべてが含まれます。

さりげなく丁寧に研ぎ澄ます

では、どうすれば作業療法士はクライエントにとって適宜最適な環境因子であることができるのでしょうか。しばしばそれは“センス”といった言葉で片付けられてしまうことがあります。「あのひとは作業療法士としてのセンスがある」「あの人からはセンスを感じない」このような言葉で表現されてしまうと、まるで努力では手に入らない特別な力が影響しているような印象を受けます。しかし、長年多くの後輩を近くで見てきましたが、やはり周囲からセンスがあるといわれる作業療法士にはいくつかの共通点があるように感じます。

センスがあるといわれる作業療法士は、とても丁寧に評価を行います。あたり前に思うかもしれませんが、実際多くの療法士は、その経験値が積み重なる中で、詳細な評価を行わなくても、ある程度の予測がつくようになってきます。そして日々の評価が自己流になってくることも少なくありません。しかしセンスを感じる人たちは、経験則で省略することをしていなかったように感じます。それは例えば、“一つひとつの関節の角度を丁寧に測定する”ということではありません。もちろん“何日も時間をかけて評価を行う”ということでもありません。クライエントを単なる“動作を行う構造体”として捉えるのではなく、“考え行動するダイナミックな存在”として捉え、その主体を構成する諸側面をバランスよく、かつ丁寧に評価するという意味です。眼の前にいるクライエントの人となり、現在の心理状態、作業歴、健康を構成していた作業とその理由、過去と現在の習慣や作業バランス、環境因子、観察による効果的・非効果的な遂行の詳細、身体機能や高次脳機能…これら多面的な要素をしっかりと評価し、そこに過去の経験や文献で明らかにされている知見を統合しながらクリニカルリーズニングを行う。そのプロセスを繰り返しながら、日々相互交流的にクライエントがよりよい作業的存在になるために必要な手段を提供する。それを“丁寧に”実践していたように感じます。

センスがあるといわれる作業療法士に共通するもう一つの要素は、“クライエントのことを考えている”ということです。あたり前だと思う人も多いのではないでしょうか。しかし実際は、クライエントではなく“自分のことを考えている”場合も多いのです。時間どおりに進まなかったらどうしよう…、拒否されてしまったらどうしよう…、作業に焦点を当てたいけれど、理解してもらえないと困るから今日もマッサージと歩行練習を行おう…、クライエントのことを考えているようで、実は自分のことを考えている。それは臨床場面でよくあることです。そしてそのような思考はなぜかクライエントに伝わり、クライエントから拒否をされてしまうなど、負の循環を引き起こすことが多いのです。

自己防衛的な思考にさいなまれずにまっすぐにクライエントのことを考える。本来あたり前のことが案外難しい。作業療法はクライエントとの協働なので、いくら自分が研鑽を重ねていたとしても、相手の状況によって過去の努力が有効であるという保証はありません。特に新人や若いセラピストは、何か少しでもクライエントとの相互交流に歪みが生じると、それまでクライエントのことを考えていた思考は、すぐに自己防衛的な思考へと転換してしまうかもしれません。

自己防衛的な思考や行動は、人が自己を保つために必要なものです。しかしそれは、時としてクライエントとの協働に良くない影響を与えます。どんな作業療法士でも、自己防衛的な思考を完全に排除することは不可能でしょう。しかしながら、今自分はどのような思考に支配されているのか。自己防衛的な思考が自分の提供する作業療法に悪影響を与えていないか。それを考えることができるだけでも、自己をコントロールし、早期に悪循環を断ち切ることにつながります。

もちろんすべての問題を自分一人で解決しようとする必要はありません。自分で対処しきれないときは、他者に助けを求めることが大切です。私も数え切れないほどの悩みを経験し、そのたびに頼れる先輩や友人の力を借りてきました。組織全体で協力しあい、その結果を個人のスキルへと落とし込んでいく。その繰り返しを通して皆で成長していく姿勢が大切です。

12 意味を俯瞰する

Keyword

・意味のある作業を共有する
・文化的な知識と感度を養う
・緊急度と重要度を補正する
・意味のある作業の実現

意味を俯瞰する

まだ寒さが残る４月の上旬。ハナさんは軽度の右片麻痺を呈して回復期リハ病棟へと入院してきました。その日の夕方、私は作業療法室の奥にある評価室でハナさんと面接評価を行いました。

「とにかく早く帰って畑をやりたいんです」、「ハナさんにとって農作業はとても大切なのですね。野菜はいろいろな種類をつくっているのですか？」、「だいたい15種類くらいですね。昔はけっこう出荷もしていたのですが、今は昔よりは規模を縮小して、家族で食べる分と、ときどき遊びにくる次男夫婦にあげるくらいの量をつくっています」私は同席していた長男と３者で、畑の広さや自宅からの動線、使用する物品等、作業形態に関係する情報について確認し、その日の面接評価を終了しました。

翌日、ADL練習や片麻痺の自己管理プログラムの指導等を終えた後、ハナさんと私は昨日の面接内容を振り返る時間をつくりました。「農業をしている人は朝が早い印象があるのですが、畑に出る前にもいろいろな仕事があるのですか？」、「いえ、朝起きたら着替えだけをして、３分後には畑にいますね」、「それは早いですね。顔を洗ったり、布団をたたんだり、細かい仕事はないのですか？」、「まだ薄暗いうちに畑に出ると霧が出ているでしょう。私は起きたばかりの顔で朝霧を浴びるのが大好きなんですよ。ときどき畑に出る時間が遅くなると、学校に遅刻したような気持ちになって嫌なんです」、「そうなんですね。私も結構早起きするほうですが、確かにまだ誰も起きていない時間に外に出るとスッキリしますよね。ただ、急いで着替えをしたり、起きてすぐに動き出すと、転倒の危険も増えるかもしれません。少し時間をおいてから畑に出たほうがいいと思いますが、いかがでしょうか？」私は適応的側面の評価も兼ねてハナさんに提案を行いました。ハナさんは少し苦笑いをした後で、「そうですね」とだけ返答しました。

翌日、雑談をしながら作業療法室に向かう途中の廊下で、ハナさんは急に口ごもりました。「あのときは何と説明したらよいかわからなかったのですが……すごく他人の目を気にするんです」、「……ハナさんが、ですか？」、「私もですが、私が暮らしている町全体がです。近所はほとんどの家が農家で、畑も並んでいるので、仕事をしながらよく話をするんですね。そのときに、あの家は朝が遅いとか、まだ大根の種を蒔いていないとか、そういうことをすごく言う人が多いんです。仲はいいんですけど、田舎なのでそういう話題が多いんです。だから畑に出る時間とかをできるだけ変えたくないんです……。入院した日に早く家に帰りたいと言ったのもそのためなんです。たぶん私が入院していることも噂されていると思いますし……」ハナさんは言葉を選びながら、ゆっくりと話をしてくれました。

その日から私とハナさんは、できるだけ作業形態を変更せずに農作業に復帰することを目標に、畑で必要となる動作練習に加え、就寝時刻の変更やより安全な更衣動作の検討を行いました。1カ月後、夏野菜の種蒔きのころにハナさんは自宅へと退院。現在でも朝霧を浴びながら農業を続けています。

作業療法士はクライエントの意味のある作業を共有しようとします。作業の意味は外部から観察できないため、クライエントが言語化します。意味のある作業を共有し、そこから目標を設定するプロセスは、作業療法で扱うべき作業を決め、クライエントを動機づけ、効果判定の指標を決める等、さまざまな側面からも重要です。しかし意味には階層的な構造があり、クライエントの内省の程度によって可変的です。他の作業の遂行状況によっても変化します。語る相手との関係性によっても表出される意味は変化する可能性があります。

クライエントが語った作業の意味は、あくまでも言語を通して暫定的に定位されたダイナミックな概念の切片であることを忘れずに、動的な意味を俯瞰しようとする姿勢が作業療法士には求められます。

Keyword
・意味のある作業を共有する
・文化的な知識と感度を養う
・緊急度と重要度を補正する
・意味のある作業の実現

意味のある作業を共有する

最近“意味のある作業”という言葉を頻繁に聞くようになりました。(社)日本作業療法士協会(OT協会)が生活行為向上マネジメントを推進し、クライエントの大切な作業の実現を通して健康を支援しようとする流れは作業療法士にとって追い風でしょう。OT協会が力を入れてクライエントの作業を大切にしようとしているからこそ、私たちはその追い風を作業療法のエビデンスへ帰結することができるよう、作業についての知見をもち、丁寧に作業を扱う必要があります。

作業には個人や文化の中で名付けられた意味があります。そして作業の意味は、時としてとても個別性が高くユニークです。今回のコラムに登場したハナさんも、“早起きをして畑に出る”という一見ルーティンワークにしか見えない作業の中に、起きたばかりの顔に朝霧を浴びるのが大好きという個人特有の意味がありました。また、「近所に対するプライドを保つために早く畑にでないといけない」という最初には聴くことができなかった意味もありました。このように、作業の意味は階層構造を有しているという視点をもつことも大切です。

たとえば、仕事について意味を問われたならばどのように答えるでしょうか。私は自分の仕事の意味を問われたならば、“作業療法士を育成する大学の教員として、教育や研究を通して社会に少しでも貢献すること”と答えます。一方で、仕事を通して家族を養うという意味もあります。純粋に仕事が楽しいという意味もあります。あまり意識に立ち上ることはありませんが、仕事を通して国民の義務を果たすという意味だってあります。そしてそれら複数の意味の中で、どの意味を表出するのかは、“誰に質問をされたのか”“どのような状況で質問されたのか”によって変化します。

このような表現をすると、階層的で状況選択的に言語化される作業の意味を目標設定に活用することは、とても信頼性が低いような印象をもつかもしれません。しかしながら、クライエントの語りから目標設定につなげるプロセスはとても有意義だと思っています。ただし、クライエントが言語化し、作業療法士に語った意味が、クライエントに効果的な作業療法を提供するための有効な情報になるか否かは、クライエントがどの程度作業療法を理解したうえでその意味を表出したのかに左右されます。

もし私がクライエントの立場で、作業療法の専門性を全く理解していない状況の中で仕事の意味を尋ねられたら、おそらく私は上述したような、社会貢献的な意味のみを表出するように思います。なぜなら質問に答える理由もよくわからず、また信頼関係を築いていない相手に対してプライベートな感情を打ち明けたくないからです。しかし私が作業療法の専門性を理解し、今後の協働のための貴重な情報として、大切な作業やその作業の意味について質問されていることを理解していたら、とにかく生産者役割を取り戻し、家族を養うことができるようになることを最優先の意味として表出することでしょう。

近年、面接評価を実施してクライエントの大切な作業やその作業に込められた意味を共有することに臨床家の関心が向いています。だからこそ私たちは、安易に作業について聞き取るような姿勢でクライエントに関わるのではなく、クライエントが作業療法を理解できるように努め、作業療法士自身も作業についての学びを深めながら、協働的に作業に焦点を当てる包括的な取り組みを行うことが求められます。

文化的な知識と感度を養う

クライエントの作業の意味を扱う場合、上述したように、クライエントの作業療法に対する理解を促し、クライエント個人を十分に理解することが不可欠です。加えてもう一つ大切な要素があります。それは、クライエントの暮らす地域の文化的な背景を理解しようとすることです。

私たちは普段、文化的な違いを意識することは少ないと思います。日本は陸続きで他国と隣り合っていないため、なおさらかもしれません。しかし一見全く同じ文化のもとに暮らしているように感じる日本においても、地域によって、ものの考え方やしきたり等に地域特有の要素があります。今回のコラムに登場したハナさんも、自身の暮らす地域特有の考え方を昔から気にしており、それがハナさんの行動にも影響を与えていました。人―環境―作業の連環を扱う作業療法だからこそ、このような要素はとても大切な情報として扱うべきでしょう。

しかしながら、このような文化的な側面に関する情報を共有することは簡単ではありません。文化的な情報は、それがあまりにもそこに暮らす人々にとって深く根付いた“あたり前”のことであるがゆえに、あらためて想起することが難しいという特徴があります。想起しにくいということは、当然言語化することも難しくなります。作業療法士は、クライエントが自身の生活に根付いた文化について内省し、作業療法をするうえで考慮すべき情報を適宜言語化することができるよう、コミュニケーションを工夫する必要があるでしょう。私もよく、自分の地元特有の文化やしきたり、考え方などをクライエントに紹介しながら、クライエントの内省を補助する工夫をしていました。

もちろんどんなに工夫をしたとしても、種々の障害の影響で内省し言語化することが難しいクライエントもたくさんいます。私たちは、言語化し共有する努力をしながらも、クライエントの地域特性を理解し、語りの裏側にあるさまざまな情報を推察するための知識や関心をもつことも必要です。家族や地域の人たちとの関わりにもヒントとなる情報が溢れています。また、ハナさんの表出してくれた情報がそうであったように、文化的な情報は、“あまり表出したくない”情報である場合もあります。希薄な関係性のもとでは、クライエントも私たちに表出する情報を無意識に制限してしまうでしょう。私たち作業療法士は、クライエントがパートナーとして心の内を見せることができるよう、面接評価はもちろんのこと、日々の一つひとつの関わりを誠実かつ丁寧に行うことが大切です。

緊急度と重要度を補正する

クライエントの大切な作業を共有することができたら、それを作業療法で取り組む合意目標へと落とし込んでいきます。ここで1つ大切なことがあります。それは、クライエントの生活を構成する一つひとつの作業同士の関係性を踏まえたうえで、緊急度と重要度を補正することです。

私たちがクライエントの作業を扱う際、どうしても身辺ADLのような作業の緊急度は高くなります。特に排泄や食事など、生理的欲求に直結するような作業であればなおさらです。そして、趣味などにカテゴライズされる作業は、重要度が高くても緊急度は低くなることが多いと思います。

しかしながら、私たち作業療法士の目的は、クライエントの生活動作の改善を図ることではありません。もちろん狭義には生活動作の改善も含まれますが、本質的な目的は、クライエントが大切な作業に関わることを通して健康を支援することです。作業療法の目的を広義に捉えると、必ずしもADLの緊急度が高く、趣味の緊急度が低くなるとは限りません。

私は臨床時代、ADL練習に対してまったくモチベーションを高めることができないクライエントが、長年大切にしてきた趣味に取り組むことで心理的な安定を取り戻し、結果ADL練習にも積極的になることができた経験を何度もしています。緊急度や重要度は、クライエントに対するヒアリングによってのみ決めるのではなく、あらゆる評価を統合し、今クライエントが陥っている作業機能障害の状態を把握したうえで決定するべきです。

もちろんクライエントが作業療法を理解したうえで、緊急度や重要度を話し合い、具体的な目標を共有できれば理想ですが、作業療法士がクライエントの心身の状態を多面的に捉えながら、緊急度や重要度を補正することも必要です。クライエントの語りを最優先するべきか、補正するべきか、クライエントの目標設定に向けて妥当な判断ができるよう、作業療法士は、常にクライエントの一挙手一投足に関心をもつことが大切です。また、自身のセラピストとしての個人的な関心（特定の主義や理論など）が、補正時にバイアスとならないよう、中立的な思考で補正の検討をすることも大切です。

意味のある作業の実現

クライエントの文化的背景を踏まえつつ、大切な作業とそこに込められた意味を共有し、作業の緊急度や重要度を確認したら、いよいよクライエントが大切な作業に関わることができるよう支援を行っていきます。同じ作業について支援を行う場合でも、その支援に用いる手段は評価結果によってさまざまです。

作業療法士は、予後予測、クライエントの心理状態や障害の程度、思考の柔軟性、こだわりなど、あらゆる情報を統合しながら手段を選択します。クライエントが呈した機能障害が回復可能な場合は、機能回復を通して大切な作業に関わることができるように支援を行う場合もあります。機能回復が難しい場合は、障害を呈した新しい身体で意味ある作業に関わることができるように練習メニューを提供することもあります。環境を変えることで作業に関わることができるよう支援を行うこともあります。全く別の作業に関わることができるよう支援することで、標的としている作業への関わりを促進しようとする場合もあります。また、多少難易度が高くても、クライエントの嗜好やこだわりを優先する場合もあれば、代償手段を積極的に採用し、できるだけ早く自己の生活を統制しているという感覚を得てもらうことを優先する場合も、まずは代償手段を採用しながら、少しずつ元々のやり方に近づけていく場合もあります。

極端な例になりますが、クライエントが大切にしている作業の意味や価値を実現するためには、作業自体を変更することが有効な場合もあります。もし私がクライエントの立場になったら、大学教員として復職することを最優先の希望として表出するでしょう。しかしながら、私にとっては生活者として家族を養っていくことが最も緊急度の高い課題です。もしも大学教員として復職を目指すよりも、より確実に生産活動に従事し、その結果、家族を養うことができるのであれば、まずは別の作業を通して生産活動を再開することを選択するかもしれません。

人はずっと作業を遂行しながら生活を営んでいます。本来は経験の更新として存在する人の作業を、あらためて言語化しながら作業療法は個別支援の形をつくっていきます。また、人は自身の健康を作業の視点で考えることは非常に稀です。人は五体満足であるかどうか、痛みなどの侵害刺激があるかどうかなどの尺度で自身の健康を測ろうとします。このような背景を考えるだけでも、作業療法の難しさが容易に想像できます。しかしながら、だからこそ作業療法は奥深く、探求しがいのある仕事であるとも考えることができます。

作業療法という方法を用いてクライエントの健康を支援することができるよう、私たち作業療法士には、人という複雑な開放系を理解し、作業がもつ特性をしっかりと理解し、そのうえで眼の前のクライエントを理解しようと努めながら、自分の存在すべてを使ってクライエントの健康を支援しようとする姿勢と具体的な行動が必要です。

参考文献

1）Backman, CL：Occupational balance and well-being. In Christiansen, C, etal（eds）. Introduction to occupation：The art and science of living, 231-249, 2010

2）Bandura, A：Self-efficacy：Toward a unifying theory of behavioral change. Psychological review, 84（2）, 191-215, 1977

3）カナダ作業療法士協会（著）吉川ひろみ（翻訳）：作業療法の視点―作業ができるということ．大学教育出版，2006

4）Christiansen, C：Occupational therapy：Intervention for life performance. In Christiansen, C. Baum, C（eds）. Occupational Therapy：Overcoming human performance deficits, Thorofare Slack；3-44, 1991

5）エリザベスタウンゼント，ヘレンポラタイコ（編著）吉川ひろみ，吉野英子（監訳）：続・作業療法の視点―作業を通しての健康と公正．大学教育出版，2011

6）Fisher, AG. Jones, KB：Occupational therapy intervention process model. Colorado；Three Star Press Inc., 2009

7）Heard, C：Occupational role acquisition：A perspective on the chronically disabled. American Journal of Occupational Therapy, 31（4）, 243-247, 1977

8）Hoffmann, TC. Montori, VM. Del Mar, C：The connection between evidence-based medicine and shared decision making. Jama, 312（13）, 1295-1296, 2014

9）池上嘉彦：意味の世界―現代言語学から視る（NHK ブックス No. 330）．NHK 出版，1978

10）鎌倉矩子，山根　寛，二木淑子（編）鎌倉矩子（著）：作業療法の世界―作業療法を知りたい・考えたい人のために　第 2 版．三輪書店，2004

11）Kielhofner, G（編著）山田　孝（監訳）：人間作業モデル―理論と応用　改訂第 4 版．協同医書出版社，2012

12）Kleinman, A（著）江口重幸（翻訳）：病いの語り―慢性の病いをめぐる臨床人類学．誠信書房，1996

13）小林　司：「生きがい」とは何か―自己実現へのみち．NHK 出版，1989

14）Kounosuke, T. Sei, U. Syota, K. Kakuya, O. Ryutaro, N. Toshio, H：Utilization of the iPad application：Aid for decision-making in occupation choice. Occu-

pational therapy international, 19（2）, 88-97, 2012
15）京極　真（著）：医療関係者のための信念対立解明アプローチ―コミュニケーション・スキル入門．誠信書房，2011
16）Law, M. Cooper, B. Strong, S. Stewart, D., Rigby, P. & Letts, L：The person-environment-occupation model：A transactive approach to occupational performance. Canadian Journal of Occupational Therapy, 63（1）, 9-23, 1996
17）Law, M（編著）宮前珠子，長谷龍太郎（監訳）：クライエント中心の作業療法―カナダ作業療法の展開．協同医書出版社，2000
18）Locke, EA. Latham, GP：New developments in goal setting and task performance. New York；Routledge, 3-15, 2013
19）Maitra, KK. Erway, F：Perception of client-centered practice in occupational therapists and their clients. The American Journal of Occupational Therapy, 60（3）, 298-310, 2006
20）野口裕二：シリーズケアをひらく　物語としてのケア―ナラティヴ―アプローチの世界へ．医学書院，2002
21）齋藤佑樹，友利幸之介，東登志夫：作業選択意思決定支援ソフト（ADOC）を用いた認知症クライエントと作業療法士の意思決定の共有と協働．作業療法，32（1），55-63，2013
22）齋藤佑樹，友利幸之介，上江洲聖，澤田辰徳：作業で語る事例報告―作業療法レジメの書き方・考え方．医学書院，2014
23）齋藤佑樹，上江洲聖，金城正太，友利幸之介，東登志夫：作業選択意思決定支援ソフト（ADOC）を用いた失語症のあるクライエントと作業療法士との意味のある作業の共有．作業，31（1），22-31，2012
24）Simon, D, et al：Development and first validation of the shared decision-making questionnaire（SDM-Q）. Patient education and counseling, 63（3）, 319-327, 2006
25）田島明子（編著）：障害受容からの自由―あなたのあるがままに．CBR，2015
26）Teraoka, M. Kyougoku, M：Development of the final version of the classification and assessment of occupational dysfunction scale. PloS one, 10（8）, e0134695, 2015
27）Trombly, CA：Occupation：Purposefulness and meaningfulness as therapeutic

mechanisms. The American Journal of Occupational Therapy, 49（10）, 960-972, 1995
28）梅崎敦子，吉川ひろみ：作業に焦点を当てた実践への動機および条件と障壁．作業療法，27（4），380-393，2008
29）Wilcock, AA. Hocking, C：An occupational perspective of health. Slack Inc., 2015
30）藪脇健司（編）：高齢者のその人らしさを捉える作業療法．文光堂，2015
31）山梨正明（編）深田　智，仲本康一郎（著）：概念化と意味の世界―認知意味論のアプローチ（講座　認知言語学のフロンティア Vol. 3）．研究社，2008
32）山根　寛：ひとと作業・作業活動―作業の知をとき技を育む　新版．三輪書店，2015
33）吉川ひろみ：作業療法がわかる COPM・AMPS スターティングガイド．医学書院，2008
34）吉川ひろみ：「作業」って何だろう　第 2 版―作業科学入門．医歯薬出版，2008
35）吉川ひろみ：作業とは何で，何の役に立ち，どのような意味があるのか．作業科学研究，4（1），25-28，2010
36）吉川ひろみ，宮前珠子，水流聡子，石橋陽子，近藤　敏：作業療法における役割概念．作業療法，19（4），305-314，2000
37）吉川ひろみ，齋藤さわ子：作業療法がわかる COPM・AMPS 実践ガイド．医学書院，2014
38）Zemke, R. Clark, F（編）佐藤　剛（監訳）：作業科学―作業的存在としての人間の研究．三輪書店，1999

あとがき

特別なことではないが、臨床家時代ずっと続けていたことがある。それは、日々クライエントと向き合う中で、気づいたことや印象に残った出来事をノートに書き留めるというものである。最初はあくまでも備忘録代わりに軽い気持ちで始めた作業であったが、いつの間にかノートの数は増え、気づけばダンボールの蓋が閉まらないほどの量になっていた。

書きためたノートを開くことはほとんどなかったが、ときどき立ち止まり、ふとページをめくると、今となっては自分の中で抽象化された知識や技術について、学びの契機となった出来事の切片が綴られており、あの日の記憶が鮮やかに蘇った。

作業療法ジャーナル誌に「ひとをおもう」というテーマで１年間コラムを連載する話をいただいたとき、真っ先に思い浮かんだのはこのノートだった。ノートには、手技的な内容や関連法規、多職種連携に関する内容など、さまざまな内容が散文的に綴られていたが、「ひとをおもう」のテーマに合致するよう、クライエントとの相互交流の中で得た気づきや学びに関連したエピソードを 12 選び、コラムの題材にすることにした。

作業療法士は、作業を通して健康を支援する。それは単に好みの作業を遂行する機会を提供したり、特定の作業について、他者の援助なく遂行できるように支援を行うことではない。作業療法士は、提供した作業機会がクライエントの健康を促進するよう、クライエントの作業歴、役割、地域の文化、性格、価値観、興味・関心、現在の心理面などを包括的に捉えながら、クライエントの自己効力感や主体性、技能、生活習慣にはたらきかける。

現在は、作業療法に関連するエビデンスも少しずつ確立されてきている。クライエントの状態を評価し、エビデンスを基盤とした最適と思われる手段を選択しながら支援を行うことはわれわれの使命であり、専門職としての責任である。しかしながら、手段の選択は、単純に病態や障害の程度によってのみ決定されるものではなく、クライエント個人の特性や心理的変化に寄り添いながら、相互交流的に選択・調整し続けなければならないというモザイク状の側面をもっている。

どんなに技術が発展しても、エビデンスが確立されても、クライエントにとって最適な手段を選択することができるか否か、また、選択した手段がクライエントに最適な利益をもたらすか否かは、セラピストとクライエントの相互交流の内容に依存する部分が大きい。この相互交流をきわめて繊細かつ緻密に行っていることが作業療法の奥深さである反面、それらをあまりにも経験的に行っていることが作業療法の質を底上げするうえでのボトルネックにもなっている。

経験的に行われている実践を科学へと押し上げるためには、個別性を排除しながら一般化させるプロセスを必要とする。個別性が高く有機的な交流の中で実践される作業療法のすべてを一般化することは困難かもしれないが、それを免罪符にしていては、いつまでも作業療法は「よくわからない仕事」のままであろう。

本書はクライエントとの相互交流を記述したコラムを紹介するとともに、コラムで取り上げたエピソードから得た気づきや学び、関連する内容について加筆している。これは相互交流の中に含まれる要素を一般化する手続きを踏んだものではないが、作業療法士であれば、臨床場面で必ずや遭遇する出来事を厳選したため、臨床家のみなさんが、過去に経験したエピソードや今後経験するであろうエピソードを言語化するヒントになると思う。クライエントとの相互交流の中で選択・調整されるモザイク状の実践要素を科学していくことは、作業療法の発展にとって大切な課題の一つであり、本書がその問題提起の一助となれば幸いである。

＊　＊

先日、久しぶりに知り合いが勤務するデイケアに顔を出した。目的は研究の打ち合わせであったが、入浴介助で人手が足りなくなる時間は、打ち合わせを中断し、できるだけフロアで利用者と一緒に過ごした。久しぶりの臨床現場。懐かしさや嬉しさ、緊張感が同居した心地よい時間がゆっくりと流れた。

仲間と一緒に談笑する利用者、自宅での役割をより安全に遂行するためにスタッフと相談する利用者、ADL能力向上を目標に熱心に練習にはげむ利用者、入浴後の利用者にお茶を提供すべく職員の手伝いをする利用者、それぞれが目的をもった時間を過ごしていた。スタッフは、人手が少ない中で忙しそうに動いているものの、利用者と関わる様子はみな利他的で優しかった。誰もがこのような支援を受けることができる世の中になればと心から思った。

1人の利用者が車椅子に座りながら窓の外を見ていた。入浴を終え、膝の上にはお茶の入ったプラスチックのカップを抱えている。私は彼女の横に座り、しばらく何気ない会話をしながらすごした。3月の福島はまだ寒さが残っていたが、光が差し込む窓際は、春が近づいている感覚質を帯びていて心地よかった。

私の隣にいる利用者は、おそらく80代だろうと思う。彼女も遠い昔、親の愛情を一身に受けて育ったのだとふと思った。無意識に自分の娘を彼女に重ね合わせ、そして自分を彼女の親に重ね合わせる。いつか私の娘も他者の介助が必要な状態になるのだろう。そして、そのとき私は間違いなくもうこの世にはいない。私がどんなに手を差し伸べたくてもこの手が届かなくなったとき、娘がつかむ手は優しいだろうか。そんなことを思いながら、祈りにも似た気持ちで彼女を見ていた。

齋藤佑樹

[著者略歴]

齋藤佑樹（さいとう　ゆうき）

作業療法士。環境情報学修士。学校法人北杜学園 仙台青葉学院短期大学リハビリテーション学科作業療法学専攻 准教授。1977 年、神奈川県生まれ。一般財団法人太田綜合病院附属太田熱海病院、学校法人こおりやま東都学園郡山健康科学専門学校、学校法人共済学院日本保健医療大学を経て、2017 年より現職。所属：日本作業療法士協会。宮城県作業療法士会。福島県作業療法士会。福島県作業科学研究会。日本臨床作業療法学会（理事）。日本ヘルスコミュニケーション学会。

12 人《にん》のクライエントが教《おし》えてくれる作業療法《さぎょうりょうほう》をするうえで大切《たいせつ》なこと

発　行　2019 年 7 月 1 日　初　版第 1 刷©

著　者　齋藤佑樹

発行者　青山　智

発行所　株式会社 三輪書店

〒 113-0033　東京都文京区本郷 6-17-9　本郷綱ビル
TEL 03-3816-7796　FAX 03-3816-7756
http://www.miwapubl.com

本文デザイン・装丁　中島美佳

印刷所　三報社印刷株式会社

ISBN 978-4-89590-660-9　C 3047